U0021507

# 災難超前部署手冊：

## 食物、照明、用水、環境、健康、安全、聯絡、社群，教你任何危難都能迎刃而解的 40 項應急技能！

Prepping 101: 40 Steps You Can Take to Be Prepared:
Protect Your Family, Prepare for Weather Disasters,
and Be Ready and Resilient when Emergencies Arise

# 目錄

給布魯斯

因為你，讓我相信我可以

# 序

你是否曾經想像過這種情況：一覺醒來後，你發現不但停電了，而且超市全都大門深鎖，然後加油站也全部停止營業。在那個當下，你該如何面對這種狀況呢？你依然能夠正常的處理各種日常生活的大小事嗎？你可以照顧一家大小，讓他們不致於挨餓受凍嗎？你，準備好了嗎？

人們必須想辦法在危機中存活早已不是新鮮事了。事實上，由歷史的角度來看，危機是一個普遍存在的現象。因為經濟大蕭條導致生活十分艱苦的那幾年，我的祖母必須用盡辦法拼命地維持一家的溫飽；二戰的那段時期，因為我的父親被分派到海外作戰，留下嗷嗷待哺的稚子給我的母親獨自照顧，她也必須靠著有限的物資養活自己和孩子。

截至我目前所見，恐怖主義（terrorism）已經成為一個家喻戶曉的名詞，同時經濟大衰退也剝奪了一些我所認識的人的家園以及生計。此外，政治紛亂的景象有增無減，氣候變遷的速度更是快得讓人措手不及，再加上全球舉債正威脅著全世界的金融市場這個可怕事實。美國疾病管制中心（U.S. Centers for Disease Control）甚至指出，四通八達的國際旅遊，幾乎可以保證大規模的全球流行性傳染病必定會發生；網路戰（Cyberwarfare）更是我們現實生活中的另一個新隱憂。

能夠便捷的獲取新聞與資訊雖然有其優點，但缺點之一是讓我們超載了太多的負面報導，使我們的內心很容易受到衝擊，同時對整個系統的脆弱感到沮喪不已。

儘管如此，地平線那一端已經出現希望的曙光！目前已有更多的社群組成「環境恢復組織」，並且共同投入心力將公眾空間做更好的利用。太陽能板如雨後春筍般的出現，同時式微已久的志工主義也再度興起，而當人們開始面對鮮食沙漠

（food deserts）這個問題時，針對食物的倡議行動，例如社區菜園（community gardens）和社區農場（community-supported agriculture farms）也開始在城市裡出現蹤跡。

將求生準備從家庭層面提升到社群的層次，對所有人而言都是個好現象，而且得知自己不用在這方面孤軍奮鬥後，我的內心充滿了無限感激！能為生存做好準備的群體一定是關係緊密的群體；能為生存做好準備的家庭，也一定有著緊緊相繫的家人。

我完全可以理解因為這些話題太過沉重，所以只會讓人強烈地想把念頭轉到別的事物上。事實上，某些日子我拒絕看任何新聞，而把時間花在品茶、在園子裡除草、在樹林裡散步、或乾脆悠閒地睡個午覺。但正是因為我可以預見未來可能發生的狀況，所以對於逃避的念頭並沒有持續多久。

當年聯邦緊急事務管理署（Federal Emergency Management Agency，簡稱FEMA）的署長對颶風卡崔娜災情的處理方式，為大部分的人所詬病，小布希總統（George W. Bush）讚揚他的那句「布朗尼，幹得好！」（Brownie, you're doing a heck of a job），也已流為對政府與私人機構無能應付重度危機的反諷語。所以我目前的職責便是做好準備，讓我的家人能在災害中度過難關。

有關末日生存的種種電視節目，往往將因關注危機而開始提前部署的人們，描繪成過度妄想、擁槍自重、住在暗不見日的地下碉堡等的偏執狂。而且正是因為這種負面的描寫，讓大眾無法嚴肅與深度的正視、甚至探討每個家庭都應該有的災難應變計畫。

我的目標就是開始談論這個話題，不論這個話題讓人感到多麼不自在。我並不是要求你必須就我們所知的世界末日做準備，但是你即將學到的生存技巧與思維方式，不但可以用在短期的緊急生活需求，也同樣能應用在對抗長期的自然災害上。你和小孩為了科展所做的濾水器，可以獲得乾淨的飲用水；而太陽能爐也可在缺電的情況下，讓你烹煮美味的一餐（但你仍必須在有日照的地方才能夠開伙）。

我絕不是建議你應該建個地下碉堡（說實在，我對地下碉堡真的沒什麼興趣），或者要你把小孩的教育經費拿去買一年份的冷凍乾燥食品以供一家人餬口。看完這本書後，你也不會因此成為荒野求生的專家，我無法教你如何將捕獲的野鹿去皮放血，或者如何執行緊急的闌尾炎手術。

但是我真心建議你花一點時間仔細思考，關於你家和鄰里環境的系統運作方式，以及評估一下，假如發生長期停電，或者因人身安全而只能躲避在家的這種情況，該如何讓你的生活機能變得更有彈性。

我在這本書裡建議你所採取的行動，不但都是可以具體核實的準備步驟，而且當緊急狀況發生時，照著這些事項來打理的生活，也會過得更安心與舒適。你將需要購買一些物資、動手做一些東西，同時也得學一些知識和技巧，但是不必擔心這整個過程會占據你全部的生活；其實在磨練危機當下保護家人能力的同時，你的生命也會因為自信心增加而變得更美好。

你真的會用到在這本書裡所學的一切嗎？答案是應該不會。但有件事我可以很肯定的告訴你：未來在任何毫無預警的重大事件發生過後，你將不可能聽到這句話：「哎呀，真希望當初有做準備！」

# 01

# 製作
# 防災資料夾

////////////////////////

買一個資料夾，並將重要的個人資料放
在裡面，以便緊急時可以方便拿取。

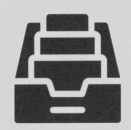

　　讓我開誠布公的說，我真的很喜歡列清單！我還沒碰過任何讓我不想做這件事的狀況。即使面臨緊急危機，我在把其他該做的事完成同時，也依然會確保放襪子的那層抽屜裡頭一切井然有序。相較於因為驚慌失措而忘記某些重要的待辦事項，把事物安排的井井有條能幫助我心平氣靜、頭腦清醒地思考。

　　所以接下來我要告訴你的事，應該不會令你感到太意外：展開求生訓練之旅，就是由一本「防災資料夾」開始起頭——它能讓你有系統地籌畫準備工作。

　　我把它稱為「帶著走資料夾」（grab-and-gobinder），因為一旦緊急狀況發生，在奪門而出前，你會需要將它一把抓起帶走。如果最糟糕的情況發生了，譬如你在一陣嗆鼻的煙霧中醒過來，或者突然收到緊急撤離的通知，這本資料夾就是除了小孩和寵物之外，需要趕緊帶在身邊的東西。

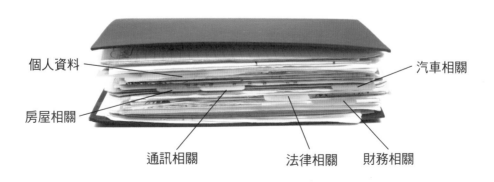

個人資料　　汽車相關　　房屋相關　　通訊相關　　法律相關　　財務相關

收集在這個資料夾裡的紙張副本，攸關你生活與人生的一切重要細節，它會讓你在充斥著各式電子系統與官僚體系的世界裡，遊走得更容易。

即使最終沒有駭人的危機出現，或者往後的人生裡也沒有發生任何重大的緊急事件，你還是會感謝自己整理了這本觸手可及又井然有序的資料夾。

話說回來，根據生活環境的不同，你的資料夾內容很可能跟我的不太一樣。假使你住在大城市的公寓裡，應該要準備出城路線的規劃。或者，你居住在經常碰到颱風的地方嗎？那麼文件裡就要包括所在地的災難疏散路線，以及從該地撤離後能夠暫時安身的居所。

這個資料夾就是你在危急時刻的嚮導，而且優點是可以被持續更新：頁面與資料能隨時新增、移除、或是改進，最後成為你在危機生存時的好伙伴。

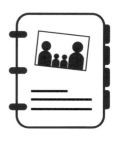

當然，你可以自由選擇想要用的資料夾。我偏好的是那種封面有透明塑膠層的夾子，塑膠層上方開口的地方，可以塞進照片或紙張。

我印了「甜蜜的家園」這幾個字當作我的資料夾封面，你可以個人化封面，譬如放進你的房子或全家福的照片，甚至是殭屍的圖片也無所謂。

資料夾內則需要放一些空白頁，以及很多的分隔卡（我喜歡那些附有口袋設計的分隔卡），與保護重要文件的透明內頁袋。像那種針對收納球員卡所設計的透明塑膠內頁，就非常適合用來存放名片，和一支支的鑰匙（註：類似台灣的遊戲卡珍藏冊的內頁）。

## 送防災資料夾

如果家中有人要搬出去獨立生活，「防災資料夾」是個不錯的禮物。這個資料夾是很棒的新居賀禮，尤其贈送的對象是剛剛自立的年輕人，或甚至是不常思考如何做防災準備的獨居父母和祖父母等。

## 每個人都要有專屬的部分

在資料夾裡為每個家人都準備專屬於他或她的東西。這些頁面包含有潛在重要性的文件——也就是那些可能會影響到你的生活，或者很難另外申請或取得的文件，譬如以下這些：

領養法令文件

出生證明

駕照

疫苗紀錄

結婚證書

護照

眼鏡和
藥物處方

社會安全卡
（註：相當於台灣的個人身分證）

記得要附上依賴你撫養的家人照片，特別是那些因為年紀太小或有特殊需求而無法證明自己身分的孩童。如果你們不幸失散了，這些照片可以作為協尋他們的重要工具。

同時，千萬不要忘記在資料夾裡，也為你的寵物設置牠們專屬的部分。其中要包括最近拍攝的照片、疫苗紀錄、健康和醫療的注意事項，以及寵物友善（pet-friendly）的緊急庇護所。

## 資料夾存放處

一旦將文件備齊後，把這本資料夾放在一個固定的地方。你可以藏在像書櫃這種顯而易見的地方，或者和相簿放在一起，或者存放在一個更安全的地方。總之，確定在危機情況發生時，家人知道可以在哪裡找到這本資料夾。

我將所有的文件正本都放在防火的保險櫃內，然後把副本放在這本資料夾裡。對我來說這是在安全與便利之間選一個平衡點，而你則要視自身的情況來做決定。關於這點相當重要，因為文件裡的一些資料，譬如金融卡的提款密碼，如果不慎外洩了，就很可能危害到自身財務安全。

# 其他重要資訊

### ● 房屋資料

關於房子的重要文件應該要另外闢一個專屬的部分。我自己的這部分文件包括房屋的所有權狀、房屋險的保單、還有去年的房屋稅收據等等。除此之外，我也多打了一副家裡鑰匙並存放在這裡。

### ● 財務資料

把每個銀行帳戶及其提款密碼，還有信用卡資料的副本都列印出來。為了安全起見，這些文件應該要放在密封好的信封裡。此外，你可能需要將擁有的貴重物品做一下記錄，譬如珠寶或藝術品等等。

總而言之，只有你才知道，在危機時刻哪些資料對你來說是絕對重要的，我寧可準備過頭，也不要在遭受祝融之災後，才發現需要用到這些文件。

你不必將整筆報稅的詳細資料附在這個資料夾裡，但是最好在此保留一張繳稅的收執聯，以證明去年的繳稅記錄（請參考 P101，檢視經濟狀況）。

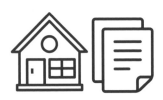

## ● 聯絡資訊

一旦沒有智慧型手機裡的通訊錄，有多少人會變得無法與朋友及家人聯絡呢？恐怕不計其數吧！

在某次冰風暴過後，我所住的社區居民們花了一些時間，編輯出了一張需要人探視的老弱鄰居名單。現在我手邊就保留著這張名單，以備不時之需。

請在記事本上列出重要的電話號碼、電子郵件、及郵寄地址。這份聯絡資料除了包含家人及朋友的資訊以外，還要包括保險公司、所信仰的宗教領袖、醫生、以及聯邦緊急事務管理署的電話號碼等（註：此為美國情形，台灣則建議記下災害應變中心的各地區緊急聯絡電話）。

如果你有寵物，附上獸醫的電話號碼，和當地緊急動物收容所的電話。同時，因應緊急疏散的必要，最好也加上幾間可能會前往地區的旅館電話號碼。我會在後文對這些資訊提供更詳細的說明，但先在這裡替你起個頭（請參考 P121，*保持對外聯繫*）。

# 02

# 評估
# 照明需求

想辦法在長期停電的情況下，處理你的照明需求。

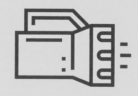

在我住的地方，一月總是寒風刺骨，而天空永遠都展示著無情的灰色。這種時候我都會試圖安慰自己：白天的長度已經慢慢增加，種子的郵購目錄也快寄來了，然後很快的，糖楓樹的樹幹上也會開始掛著收集樹汁的桶子了（註：糖楓樹在春天開始產出樹汁）。

但不論如何，那是一個晝短夜長的悲慘時期，因為太陽不到早上七點不會完全現身，而且不到傍晚五點天就開始黑了。所以通常到下午四點鐘我們就需要打開電燈，尤其是在閱讀或做比較精細的工作的時候。

假如在這個時候停電（偏偏又很常發生這種狀況），除非有其他照明來源，不然我們的活動就會受到諸多限制（請參考 P76，*儲備電池*）。

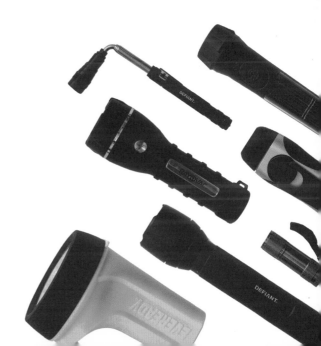

# 手電筒

不瞞你説，我對手電筒有點囤積癖。很多時候，在不同的時機和地點會用到不同的照明方式，而手電筒往往是最佳選擇。它們不但使用起來很安全，價錢通常也不高；新型的手電筒甚至比較省電，燈泡的壽命也比較長。

你必須根據環境狀況來選擇正確的手電筒，譬如説，嬌小的手電筒最適合用來掛在鑰匙圈上，或放在包包、口袋裡。請記得確認你有準備足夠的新電池，或是有辦法替手電筒充電（請參考 P76，*儲備電池*）。

關於家中的手電筒設置方式：需要將中小型的手電筒放在每張床的旁邊，並且在每個房間裡深思熟慮後選擇的地點各放一支，萬一發生無預警的停電，就能馬上找到手電筒。

中型大小的手電筒，非常適合放在緊急逃生包或車上的救難包裡，它們的體積不至於大到讓人攜帶不便，但是卻能在黑暗中提供足夠的照明。

大型的手電筒較適合用來做院子裡大片面積的照明，尤其在評估任何災情或危險時（例如淹水、懸垂的電線、或可疑的聲音等）非常方便。9 伏特手提式型的手電筒是我最喜歡的基本款。

當然，許多市售的手電筒都提供不同的照明設計。那些具有兩段式光源設定的型號，除了可以延長電池壽命之外，也有閃光的作用，用來當作求救信號最好用不過了。有些手電筒附有濾鏡：藍色濾鏡在夜間看地圖時很好用；紅色濾鏡讓夜間視物能力不受影響；而綠色濾鏡通常是用在夜間打獵的用途上。

## ● 一分錢一分貨

手電筒的價格高低不一。我甚至曾經看過一支只要 1 美元的手電筒，但是這種時候便宜真的沒好貨，超便宜的手電筒不但不耐用，而且燈泡壽命還很短。

我建議可以多花一點錢在好的手電筒上，像有耐用橡膠包覆的外殼，和舒適握把設計的類型，這種款式可以確保手電筒有相當的防水性，就算經歷撞擊和摔落，外殼也能倖免於難。

我個人最喜歡的手電筒是超新星牌的捍衛者戰術手電筒（Supernova Guardian 1300XL Tactical Flashlight），售價從叫人心痛的 50 美金開始起跳，但是既耐操又耐用，它有強、中、弱、閃光、及 SOS 求救信號等光源設定，而且照射範圍可達 300 碼（註：相當於 274.32 公尺）。

這支手電筒的另一個優點是可以充電！如果我只能擁有一把手電筒的話，毫無疑問地會選擇它。

### ● 被高度炒作的手搖式手電筒

我曾經對手搖式手電筒滿懷期待，但結果是令人相當失望。這種手電筒的基本運作原理，是利用轉動手把的方式來驅動一個小型發電機，進而供電給燈泡。

大部分這種手電筒的 LED 燈泡都非常亮，但就算是最好的款式，仍舊要在轉動很久之後才能充夠電，而且電力持續的時間很短。

這個缺點在便宜的牌子上暴露無遺，而且往往在用不了幾次之後就壞了。雖然孩子們不介意轉動手把，但我過不了多久就覺得那是件很令人厭煩的事。當然，我還是很期待這種手電筒的技術會繼續進步，但就目前看來，它不是我的首選。

## 其他依賴電池運作的照明方式

為每個家人都準備一個 LED 頭戴式頭燈，是絕對值得花錢做的事。這種頭燈的價格高低不一，而且非常方便！當你發現這種燈能讓雙手同時自由的撿樹枝、打掃、準備食物，就不會再介意自己看起來像個煤礦工人了。

在家中走廊以及靠近樓梯的地方裝置插電式的緊急照明，是一個很好的點子。一旦電力中斷，照明燈裡的電池就會開始運轉，你就

有足夠的光線可以四處移動，同時也能避免突然陷入黑暗而引起的驚慌失措。

基於同樣的理由，冬天時我們會在家裡每個窗台上都擺放可裝電池的電子蠟燭燈。這種蠟燭燈是感應式的，會在天色漸漸暗下來時自動亮起來。如果在黑夜裡停電了，我們可以藉由這個燈的照明來設立油燈。

我所擁有的另一個方便小道具，是可裝電池的 LED 夾式書燈。因為我對它十分滿意，所以為每個家人都買了一個。我們都很喜歡在晚上閱讀或做手工製品，而這種燈的好處，就是可以把它放在任何需要照明的地方。

## 蠟燭

一般而言，蠟燭都很便宜，而且又是市面上很常見的東西，所以要大量購買和存放是很容易的事。

我曾經只花不到 20 美元就買到一整箱的防災蠟燭，而且每年夏天幾乎不用花什麼錢，就可以在庭院拍賣（yard sale）和車庫拍賣（garage sale）裡買到一堆蠟燭。

儘管這其中的一些蠟燭可能被使用過，或者帶有一些節慶的圖案或造型，但是如果在一月這種冰天雪地的時候停電，沒有人會介意使用南瓜形狀的蠟燭。

　　然而，蠟燭的確有一些值得考慮的缺點，而其中最大的問題就是它的安全性，把沒有遮蔽的火焰放置在孩童及寵物四周，可能會出現一些問題。如果要使用蠟燭的話，請務必要找一個平穩的放置地點，遠離可能被吹動的窗簾以及任何易燃物，同時還要確定燭台有既寬且沉重的底座。

　　細長的蠟燭雖然看起來很優雅，但卻很容易倒下來。我們是把蠟燭放在圓弧形的玻璃燭台裡，這樣火焰才不會外露。請在使用蠟燭的地點附近擺放滅火器，並且謹記：基於安全理由，房間裡如果放置任何燃燒中的蠟燭，一定要有成年人在場，即使只是離開一分鐘也不行。

　　另一個缺點，就是大部分的蠟燭都是由石油蒸餾出的石蠟所製，而有些人無法接受它的味道，但是使用那些市面上所售的香氛蠟燭，對敏感的人來說只會更糟。由蜂蠟做成的蠟燭很好用，也不會有氣味的問題，但缺點就是價位太高。

最後一個缺點就是照明的品質：燭光沒辦法到達很亮的程度。不過還是有一些方法可以改進這個問題：把蠟燭放在鏡子前面或上方，經過鏡子反射後，房間就會變得比較明亮。此外，體積較大的蠟燭因為燭芯比較粗，所以散發出的光線會比瘦長型的蠟燭來的強。

## 油燈

我所去過的每家五金行都有賣油燈，而且大部分的油燈價錢都不高。當你要買油燈時，記得順便購買火柴以及額外的燈油。因為這種燈罩很容易破裂，所以可以另外準備幾個燈罩以備不時之需。

油燈和蠟燭類似，放在鏡子前面能夠加強亮度，而且若是使用時有孩童在附近，同樣也要謹慎小心。

然而，每次使用油燈後，請記得把燈芯稍微修剪一些，同時也要記得清理燈罩，這樣就能確保油燈在下次使用時產生最佳的亮度。話說回來，拉出比較長的燈芯並不會產生更多亮光，這麼做的結果八成只會產生更多的煙霧與煤灰。

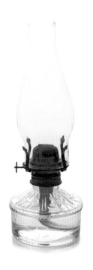

油燈所釋放出的光線帶有黃色的色調，而且並不是非常明亮，但如果我坐得離它很近的話，還是可以藉由其光線來閱讀。油燈的另一個問題則是氣味，這種氣味會引起一些人頭痛。

油燈除了可以作為桌燈使用外，也有專用的燈座能將油燈掛在牆上或吊在天花板上。這麼做雖然可以將光線更均勻的散佈在室內，但是我覺得這種做法會使光線變弱而導致無法閱讀。此外，我也會擔心火焰與牆壁的距離太近，而發生火災。

## 太陽能燈

理論上太陽能燈似乎是個很棒的發明，而且我還真有好幾個，但它們有個共同的大缺點：就是一定要在強光中充飽電池後才能派得上用場。

在暴風雨期間因為沒有太陽可以充電，所以這種燈幾乎毫無用處。在某些地方，冬季的白天雖然有看似光亮無比的時候，但日照就是不足以充飽太陽能燈。儘管如此，這種燈在夏天或是日照充足的地方。倒是十分好用。

# 03

# 估算
# 水的用量

計算出家人與寵物至少三天份的用水量，然後儲備那個分量的用水。

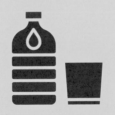

如果要討論暴風雨或颱風來臨前，商店架子上會銷售一空的東西，你會發現水幾乎永坐冠軍寶座。你曾經看過影片拍攝嚴重風暴著陸前一天的超市景象嗎？人們的手推車上總是擺滿了瓶裝水，然後商品的貨架是空的，晚到的人只能空手而回。

關於儲水這件事，我有好消息，也有壞消息。首先是好消息：當你還有光源，抽水機還能運作，然後貨車仍繼續送貨時，儲水基本上不用花到什麼錢。壞消息是，要儲存超過好幾天份的用水，是件不簡單的事。

## 估算需要的用量

美國政府的防災準備網站（Ready.gov）對儲水的建議是：以一個人每天 1 加侖（gallon）的水量，然後儲備三天份的用水；如果你有寵物的話，也要為牠們準備足夠的水量（註：1 加侖約為 3.785 公升）。

一天 1 加侖的水，是將其中的 2 夸脫（quart）〔約 1 公升〕用在飲水及烹飪，而剩餘的 2 夸脫（約 1 公升）則用在清潔上（註：4 夸脫等於 1 加侖，相當於 0.95 公升）。

也就是說，如果是四個人的小家庭，三天份的用水只要儲存 12 加侖（約 45 公升）的水就可以了，這聽起來不算是什麼難事。然而，有好幾個理由，讓你應該要在手邊準備比最低限度用量還要多的水。

最簡單的理由是：有太多緊急狀況持續的時間會超過三天；第二個是可能會有無預期的朋友或家人，暫時住在你家避難。

此外，1 加侖的水並不包含使用馬桶後沖水的用量；而且，這個建議儲水量也沒有考慮到人們在極端天氣或耗費體力時，會需要補充更多的水分。

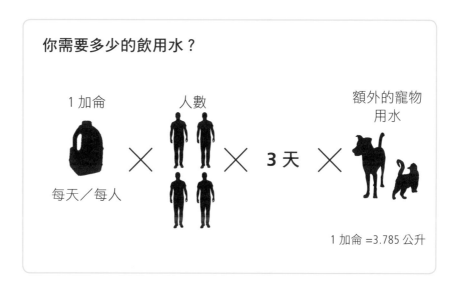

你需要多少的飲用水？

1 加侖 每天／每人 × 人數 × 3 天 × 額外的寵物用水

1 加侖 =3.785 公升

## 儲存自來水

讓我們開始學習怎麼儲存自來水吧！我會假定你使用的自來水很乾淨、安全、並且適宜飲用，而且用水沒有受到任何限制，接下來需要的就是儲水的容器。

可以使用堅固耐用的瓶子，像市面所售的大瓶瓶裝果汁的瓶子，這些瓶子通常是由 2、4、或 5 號塑膠所製成。

千萬不要重複使用大瓶裝的鮮奶瓶，它們用的是 1 號塑膠，而且通常是用聚對苯二甲酸乙二酯（polyethylene terephthalate，簡稱 PET）所製成，這是一種具多孔性的材質，非常難清洗乾淨，而且一旦暴露在高溫或陽光下，或者經過長期使用後就會開始分解。

鮮奶瓶是為短期使用所設計，分解的速度相當快，除了不好清洗之外，如果用來儲水，水很快就會變的很難喝，瓶子本身也容易成為細菌或藻類滋生的溫床。

不論瓶身上的塑膠號碼是幾號，絕對不要用非食品級的塑膠容器，或其他不是用來裝食物的容器來儲存飲用水，特別是那些曾經裝過毒物或污染物的瓶罐。

至於用來清潔或沖馬桶的水，則可以利用徹底沖洗乾淨後的洗衣精空瓶，或者是購買貓砂時那些盛裝貓砂的大型塑膠桶也很好用，

只不過裝滿水後可能會變得非常重。你也可以在許多商店裡，買到
5加侖（約19公升）容量的食品級聚碳酸酯（polycarbonate）水瓶。

在清洗任何曾經用來盛裝飲料的容器時，要先用熱的肥皂水刷洗
過，然後再反覆的用清水沖洗乾淨，因為只要有任何一點點的果汁
或是肥皂殘留，都會毀了整瓶你之後放進去的水。

在最後一次沖洗時，我會將容器裝滿水，再加一小匙的漂白水，
然後靜置10分鐘，時間到了之後把瓶子裡的水倒掉，再裝滿自來
水，瓶內殘留的極微量漂白水（需使用無添加香味的含氯漂白水），
能長時間的防止細菌有機會在容器裡生長。

只要選擇的水是經過自來水廠處理過的，並且儲存在陰涼的地
方，就可以存放很久。

### ● 購買瓶裝水

另一個方案再簡單不過了，就是買大容量的大瓶水或是個別的小
瓶瓶裝水。

大部分品牌的瓶裝水，都是盛裝在 PET 容器（跟牛奶瓶屬於同一
種材質）中出售，所以如果真的買了大瓶裝的水，一定要計畫每三
到六個月就輪換一次。

請容我再說一次，PET 容器不耐長期存放！即使廠商可能會告訴你有長達一年的保存期限，我自己卻曾有過不好的經驗：才放了幾個月的瓶裝水竟然開始漏水！而且非常不巧地，這些水還滴落在一盒義大利麵上，因此留了一個爛攤子讓我收拾。

另一個要考慮的因素則是價錢：小瓶瓶裝水的價錢可能很高。同時，這種一次性使用的瓶子替環境增加了許多塑膠垃圾，所以以環保層面來說，使用這種瓶裝水非常不理想。

如果非要花錢買水不可的話，另一個比較好的選擇是 5 到 7 加侖（約 19 ～ 26 公升）裝的桶裝水，通常可以在居家修繕的賣場或大型量販店買到。7 加侖（約 26 公升）的桶裝水大概是不需輔助工具，而可以徒手搬運的最大裝水容器了。

有些桶裝水會在桶子下方附有水龍頭，讓使用時更加方便。其實還有針對放置在飲水機平台上而設計的桶裝水，容量比前面討論過的還要更大一些。同樣的，這些桶裝水也要每六個月就更換一次。

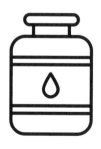

## ● 大量儲水

可向不同的供應商購買容量為 40 至 300 加侖（約 151 ～ 1136 公升）的儲水專用桶。

一個裝滿水的 50 加侖（約 189 公升）儲水桶，應該要在選定放置地點後才開始蓄水。除非你買的型號下方有附水龍頭，不然就得加購幫浦或虹吸管這類器具。

如果買了一個二手的儲水專用桶，記得要確定裡面只存放過可食用的物質。徹底的清潔二手儲水桶需要花費一點力氣，但是比起買一個全新的儲水桶，這麼做可以省下不少錢。

假使這個儲水桶的蓋子可以拿下來，用熱的肥皂水把裡裡外外都刷過一番後，將桶子沖洗乾淨，直到沒有任何肥皂殘留為止。接下來將約 8 公升的清水和 10 大匙無味漂白水的混合溶液，倒入剛洗好的桶子裡，利用長柄海綿將溶液在整個桶壁以及蓋子內側塗抹一遍，然後再倒出溶液，等到完全風乾後，就可以開始蓄水了。

如果儲水桶沒有可移除式的蓋子，但上方有兩個存取口，採取同樣的步驟來清洗桶子，但在每個階段以轉動桶子好幾分鐘來代替刷洗的這個動作，經過這道清潔程序後，我還是會將水過濾後再使用，對水的乾淨程度仍抱持一點保留的態度。

## 可節省用水的物品

有些生活用品能降低每日用水量，進而省下更多的水當飲用水，所以購物時，不妨順便購買這些物品。可以考慮的物品如下：

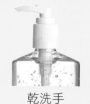

乾洗手

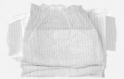

免洗餐具

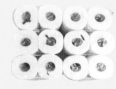

廚房紙巾和餐巾紙

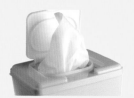

拋棄式尿布

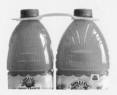

罐裝或桶裝的非濃縮
果汁，以及保久乳

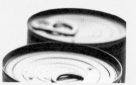

即食湯和即食餐

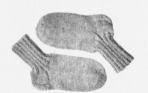

濕紙巾

額外的襪子及
貼身衣物

## 存放的地點

　　要找到一個適當的地點來放置所有的儲備水，可能會是一個不小的問題，因為這些容器應該要遠離高溫和強光，所以地下室或儲藏室會是比較好的選擇。

　　有一點要注意的是，因為塑膠具有可滲透的性質，所以如果將這些裝了水的容器與化學物品存放在同一個地方，儲備水可能會因此沾染上化學的氣味。

　　除了上面提到的儲水方式，我也會將一些水冰在冰庫裡備用，滿滿的冰庫運作起來比較有效率，而且一旦停電時，放滿東西的冰庫保冷的時間，比只放一些東西的冰庫要來的久。

　　當你將水倒入容器進行冷凍的時候，記得在容器上方預留一些空間，而且這個需求空間很可能會比你想像中的還要大一些。我的作法是在約 2 公升的梅森罐（Mason Jars）裡留約 8 公分的高度。

　　話說回來，玻璃並不是最適合用來放進冷凍庫的材質，但是因為我有很多的玻璃罐，所以就將就著拿來使用。塑膠容器因為稍具一點可延伸的彈性，裝水後再冷凍比較不會產生破裂的問題。

## 緊急儲水

也許有人曾經建議過你，在暴風雨來之前用浴缸儲水。這種短期儲水的方法，適合用來儲存像沖馬桶的水這種清潔用水，但是浴缸可能終究會漸漸開始漏水，而且也會殘留像肥皂、油污，以及其他肉眼看不見的污染物，因此儲存在裡面的水並不適合拿來飲用。

如果打算用浴缸來盛水，可以考慮買儲水袋，這樣就不必擔心浴缸漏水的問題。我有一個 WaterBOB 牌的浴缸專用緊急儲水袋，是由食品級的塑膠製成，而且有 100 加侖（約 379 公升）的容量，可在暴風雨來臨之前，或收到任何自然災害發布的消息後，再開始將儲水袋蓄滿準備用水。

要把整個儲水袋裝滿大約要花 20 分鐘左右，而且這個袋子可以維持袋裡的水新鮮乾淨長達 16 個星期之久。但如果這個袋子裡的水是僅有的儲備用水，是絕對撐不到 16 個星期就會把水全部都用光，所以不能將 WaterBOB 的儲水當做唯一的水源。

此外，如果計畫在很短的時間內將一些水用完的話，可以在不用特別消毒殺菌的情況下，將清洗過的煮菜用湯鍋、醬菜瓶或果醬瓶（canning jars），以及其他食品級的容器等用來裝自來水。大型的塑膠收納箱，雖然並非食品級的塑膠，可以拿來盛裝供清洗和沖馬桶的用水。

# 04

# 計畫
# 長期用水方式

思考其他可替代的水源、製作並測試簡易的濾水器。

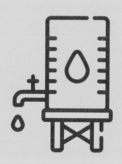

在處理好短期用水需求後，下一個任務就是思考長期缺水的應對方式。

現今世界的生存環境正在改變，這是個令人非常痛心的事實。我們的生活系統其實脆弱無比，而且事物的確也有分崩離析的時候。你可以幻想大災難只會發生在距離自己很遙遠的人們身上，但是由越來越常發生在現實生活中的經驗告訴我們，災害其實可能隨時出現在你身邊。

美國密西根州佛林特市的居民，已經有超過一年以上的時間沒有乾淨的自來水了（註：該市於 2014 年爆發鉛水危機，因自來水管線含鉛量太高，導致少數民眾鉛中毒。市政府估計全面更換管線的作業可以在 2020 年 7 月結束）。而在別的地方也發生過因為陳舊的自來水總管破裂，導致居民長達好幾個星期沒有乾淨的水可使用的例子。

觀察這些事情的同時，以較寬廣的觀點，來看平日獲取用水的來源和思考其脆弱性，可以更鞭策我們為自己的用水做好準備。

# 五步驟解決長期用水問題

以下步驟，可以在災難發生時滿足全家人的長期用水需求。

## ● 評估風險

每個家庭所失去可用水源的風險皆不同。需要靠電力取得日用水嗎？住在水災頻繁的地區或地震帶上嗎？有取得地表水源（註：指河、湖、或溪流等）的管道嗎？

## ● 保護現有的用水

如果因地震或水災而造成管線故障、或自來水廠的水源受到污染，一定要防止這些水進入屋內而污染了水管內或熱水槽（water heater）裡的水。

找出自家水錶或是自來水進水閥的位置（通常在地下室或頂樓），學習如何關閉，你有可能需要一支管鉗和非常大的力氣才能轉動它。

## ● 找尋可能的水源

在自家的鄰近地區找找看，看能不能找到其他地表水的水源。即使這些地表水看起來可能很清澈，仍必須先假定這些水的水質並不乾淨，不過也不必因此就認為完全無法使用。

接下來要考慮的是，如何將這裡的水搬運回家，你當然會需要一些容器，可能也會用到拖車或手推車。另外，是不是有可能需要用虹吸管將水轉移到水桶裡，或者杓子、小桶子之類的用具呢？

還有一點需注意，水是相當重的，一個裝滿水約 19 公升的桶子，要是沒有拖車或手推車的輔助，是絕對沒辦法搬運太遠的。

## ● 研究如何收集雨水

如果是住在有適當降雨或下雪的地區，可以考慮收集從屋頂流下來的水。如果房屋平面有 1000 平方英呎（約 28.1 坪），那麼每下 1 英吋（2.54 公分）的雨就可以收集大約 620 加侖（約 2374 公升）的水。

然而，要收集從天而降的水，不論是雨水還是雪水，都不是單單放一個水桶在屋外那麼簡單。要能夠收集到足夠可以利用的水量，必須製作一個集水系統。而最簡單的方式，就是將屋頂經由簷槽與水落管（引簷槽水到地面的水管）所流下來的水，導引至集水桶中。

另外，使用孔洞細緻的篩網，可以防止較大的碎屑和雜質混進水中，但在飲用之前，這些水還是要先經過淨化處理才夠安全。

收集雨水在某些鄉下地區是受到限制或禁止的，理由跟旱災、用水權、或公共衛生有關，所以設立雨水採集系統之前，請先確認當地的相關法令。

## 學習如何淨化水

所有收集來的水，都必須先將它們的水質視為不夠乾淨，並且在飲用任何一滴這些水之前，先學會如何處理。

許許多多的險惡物質都可能污染用水：生物性的污染物，像是大腸桿菌（*E. coli*）、梨形鞭毛蟲（*Giardia*）、沙門氏菌（*Salmonella*）都很常見；霍亂弧菌（*Vibrocholerae*）會引起霍亂，退伍軍人桿菌（*Legionella*）和隱孢子蟲（*Cryptosporidium*），也可在未處理過的水中發現其蹤跡。

來自地表上的任何水源可能看似乾淨，聞起來沒有異味，而且香甜好喝，但是往往攜帶著致命的病原體。即使是山中清澈的溪流，也可能遭受動物或人類的排泄物所污染，或者夾帶流經農場或上游人家住所的水。

## 淨水基本須知

　　首先我們假設從一桶骯髒的水開始動手。第一步是過濾掉明顯易見的雜質或碎屑，將水靜置，直到沉澱物完全沉落至水底，並且在等待的這段期間製作一個簡易濾水器（請參考 P44 的製作簡易濾水器），以杓子將靜置的水一瓢一瓢的倒入濾水器中。

　　請不要使用傾倒的方式，因為那麼做會激起下面的沉澱物質。流經濾水器的水看起來應該會比原先在水桶裡的水乾淨許多，視情況可能必須將已過濾的水，再過濾一次，並且再過個一兩天，就可以採取接下來的淨化步驟了。

### 水質淨化錠

如果碰到緊急撤離的狀況，漂白水並非攜帶方便的物品，而另一個缺點是保存期限並不長。相較之下，水質淨化錠雖然稍微貴一些，但可存放很久，且體積小巧不占空間。要達到最佳的淨化效果，請一定要依照包裝上的指示進行作業。

## ● 煮沸

處理用水最安全的方式就是煮沸。我所聽過的煮沸建議時間從 1 到 10 分鐘都有，為了確保安全，最好還是選擇讓水沸滾 10 分鐘。但是如果儲備燃料不多，請不要花在不必要的事情上。

基本上加熱殺菌（Pasteurization）發生在攝氏 65 度，而水的沸點是攝氏 100 度，所以任何水在達到沸點時就已經殺菌完畢。這表示在這個過程裡，所有的隱孢子蟲、梨形鞭毛蟲，以及其他的細菌和病毒都已經被殺死了。等到水放涼之後，再放進容器中存放起來，儲藏的地方溫度越低越好。

將水煮沸這種方式除了需要消耗燃料之外，另一個缺點就是耗時。在人數較多的狀況下，也就需要更多的時間來處理足夠分量的水。另外，要等到水冷卻下來才能夠飲用，也得花上一段時間。

## ● 加漂白水

基於衛生的理由，有些人偏向使用含氯的漂白水來處理飲用水。如果選擇這種處理方式，一定要選擇不加香精的漂白水。在水質看起來相當乾淨的情況下，漂白水與水的比例，是 ⅛ 小匙（4g）的漂白水配上 1 加侖（約 4 公升）的水。

如果水看起來仍然混濁不清，那麼就把漂白水的量加倍。很不幸的，因為漂白水的保存期限不長，大約只有 6 至 12 個月左右，所以最好購買最小瓶裝，並且在上面註明購買日期。

另一個解決方法是向游泳池用品店購買次氯酸鈣（也有人稱為泳池維護劑〔pool shock〕）的粉末，只要是純的次氯酸鈣，並且不含穩定劑，就可以用來淨化水質。

滿滿 1 小匙（5g）的次氯酸鈣加入 2 加侖（約 8 公升）的水，就成了漂白水。請注意，這個不是飲用水！這個溶液是要用來混入水中，讓水變得安全、適宜飲用。

將 ¼ 小匙（2g）製作好的漂白水加入 1 加侖（約 4 公升）的水，就會變成可以放心飲用的食用水了。為了慎重起見，所有用漂白水處理過的水需靜置 30 分鐘，以確保所有的病原體都被殲滅。

除了對漂白水釋放出的氣體要格外小心之外，也要將次氯酸鈣的粉末存放在乾燥陰涼的地方。這種粉末可無限期的存放，而且約半公斤重的粉末能淨化幾千加侖的水。

如果有去游泳池用品店，還可以買一些泳池測試紙！這相當於買一個價錢低廉的保險，來確保飲用水沒有含過多、或過少的氯。適當的氯含量應該是 2 ppm。

## 如何製作飲用水

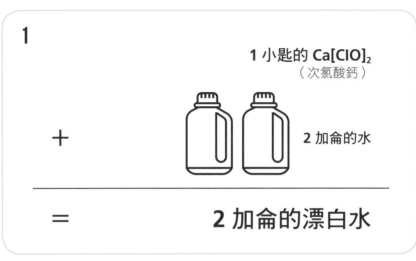

1

1 小匙的 Ca[ClO]₂
（次氯酸鈣）

+

2 加侖的水

= **2 加侖的漂白水**

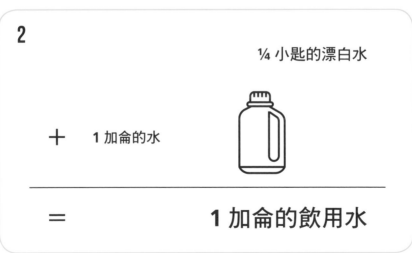

2

¼ 小匙的漂白水

+ 1 加侖的水

= **1 加侖的飲用水**

1 加侖 =3.785 公升
1 小匙 =5g

## 製作簡易濾水器

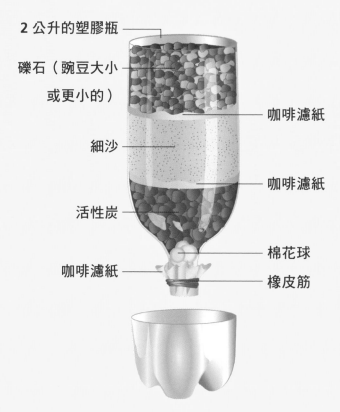

2 公升的塑膠瓶

礫石（豌豆大小
或更小的）

咖啡濾紙

細沙

咖啡濾紙

活性炭

棉花球

咖啡濾紙

橡皮筋

## 作法

首先將塑膠瓶的底部整個切開，把瓶蓋打開並移除，並在瓶蓋口罩上一張咖啡濾紙後，用橡皮筋把濾紙固定住。

接著在瓶頸處塞進一些棉花球，依序放入各約 8 公分高的活性炭、細沙、和礫石，然後每層之間都要用咖啡濾紙隔開來。

以上這些內容物可以在亞馬遜（Amazon）上買到，或者在銷售水族箱用品的商店也會小包裝販售。

關於活性炭，我必須事先給一些警告。因為在處理時，很容易弄得到處髒兮兮的，所以最好穿上不介意弄髒的衣服，然後戴上乳膠手套，而且可以的話，再戴上防塵口罩。我建議最好是在室外處理。

進行過濾時，將過濾器如漏斗般的架在乾淨的容器上，然後慢慢地將水注入過濾器中。如果有需要，可以加入更多的水。

經過這個程序後，仍需要將水淨化過才能飲用。一旦棉花球開始變色，代表是時候將濾水器拆開並重做一個了。可以重複使用這些細沙和礫石，但是活性炭、咖啡濾紙、棉花球等都要全部換成新的。

## 一個完整的濾水系統

我想順便提另一種淨化水源的選擇，如果你真的很關切飲用水的安全性，可能需要考慮 Big Berkey 牌的淨水系統。這個桌上型的濾水器不但可以過濾病原體，還能過濾重金屬、化學物質、除草劑，以及農藥。

這個牌子的濾水器很貴，但售價 250 美元的投資報酬是 6000 加侖（約 22710 公升）的淨化水。雖然濾水器內部一共可以放置 4 個濾心，但通常只要使用 2 個濾心就夠了。另一個好處是濾心可以清洗和重複使用，而且備用濾心也耐長期存放。這個系統不需要電力就能運作（完全依靠地心引力）。

請注意：這個濾水器有限制運送地區，所以在下單訂購前請先行與廠商確認送貨地點（此為國外產品，送貨方式以當地適用）。

# 05

# 估算
# 食物需求量

計算出你和家人在為期三天的緊急狀況
所需的最低食物分量,以及檢查家中乾
糧的存量。

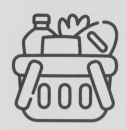

在開始討論如何儲存糧食這件事的細節之前，必須先決定你的食物需求是什麼。你一定要知道該準備多少人份的食物，以及在能力範圍內，能夠預備多少天份的糧食。你要盤點目前家中所剩的食物存量，以及思考哪些東西是家裡經常吃的食物。

假如有半數的家人體質不適合吃含麩質的食物，其餘的家人對番茄過敏，那麼在這時候衝去店裡買一年份的義大利麵和番茄紅醬就一點用處都沒有。

此外，你能夠使用的水量和烹飪方式（請參考 P161，*學習危機時期的烹飪法*），都會影響到你對食物的選擇。

## 對食物的需求

### ● 我該準備幾人份的糧食呢？

就拿我自己來說吧！我家除了我之外，只有我先生，以及最小的女兒，所以聽起來似乎只需要準備三人份的糧食對不對？很可惜，這個數字不見得與現實相符。

我有 6 個已成年的孩子，以及 10 個孫兒、孫女、外孫和外孫女。當然一切都要視情況而定，也許他們之中一部分的人會在危機時期與我們同住，但是也有可能他們全部都會來。

此外，也要考慮到那些可能會仰賴你關心或照顧的人：你有任何年邁的鄰居或親密的朋友也許會需要緊急庇護所嗎？你的父母常常會來小住嗎？所以為了保險起見，寧可額外多算幾人份的食物。

## ● 該準備為期多久的糧食呢？

如果你認為最壞的緊急情況是停電三天，那麼手邊現有的食物可能還足夠胡亂應付過去。

但是假如你平常有在看新聞的話，大概會覺得身邊的存糧並不夠。就我自己來說，絕對不會認為我的存糧夠用，但是每個人對於能夠安心的標準畢竟不同。

重要的是，即使你想要為長期的危機狀態做準備，請記得這件事並非一朝一夕就可以完成的，而且一定要用有系統的方式來進行這個任務。

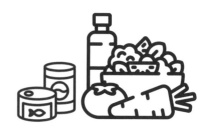

## ● 平常的飲食習慣是什麼呢？

你的家人裡有人吃奶蛋素，或是全素嗎？你只吃有機的食物，或者只吃完全不含麩質的食物嗎？有哪些食物可能會導致你和你的家人產生食物不耐的問題，或有哪些東西單純是你們不喜歡吃的呢？

即使平日習慣吃有機食物的你，願意在緊急時期吃非有機的食物，你還是不該選擇那些吃了會生病或讓身體產生不適的食物。

以上這些問題是在估算食物需求時，都要納入考量的重點。

## ● 有什麼烹飪設備？

如果你家有可燒木材的柴爐，或其他的做菜設備可以使用，在選擇儲備食物時就多了很多自由的空間。

但假使只能依賴露營用的炊具，烹飪時就會受到這種炊具本身使用的限制，譬如必須放棄需要長時間烹煮的乾燥豆類，轉而選擇罐頭裝的豆類。

此外，如果手邊有水可以利用，就能儲存乾燥或脫水的食物；如果只有限量的水可以使用，那麼罐頭類食物會是比較好的選擇。

## 認識食物的用語

食物可以用很多不同形式呈現。以蘋果為例,可以一顆顆的摘採或購買、做成蘋果醬或加入蘋果派裡,也可以脫水、冷凍乾燥、或切片再冷凍等等。認識這些不同的形式,可以幫助你在購買食物時做最好的選擇。

### ● 罐頭

罐頭食物可以是市面上所買到的,也可以是自己動手做的。

很多人覺得水果罐頭吃起來還不錯,但是對蔬菜罐頭就很不滿意。就營養層面來說,罐頭食物的營養不見得會跟新鮮食物差很多,因為那些所謂的新鮮食物,經過從產地到超市或市場等長時間的運輸,再等到你買回家後,已經不如想像中的新鮮了。

此外,雖然市售的肉類罐頭選擇很少,但是海鮮罐頭的種類倒還不少。通常罐頭的保存期限是出廠的一年後,但是大部分的罐頭即使過了保存期限很久,還是可以安心食用。

除了果醬、果凍、和醃菜之外,我不會食用非市售的罐頭食物,除非那些是我自己親手做的,或是我可以確定罐頭製作者在整個製作流程,都使用正確與適當的方式處理食物,因為吃下不遵循正確方法製作的罐頭,有可能會造成生命危險。

## ● 冷凍

冷凍食物相當方便，而且品質通常也不錯！但卻有一個很明顯的缺點：停電對冷凍食物大大不利。如果你很依賴冷凍庫，而房屋險條約裡又沒有包括冷凍庫，最好另外替冷凍庫購買保險。

## ● 脫水

你可能常常吃脫水食品，卻沒有發現它們原來是經過脫水製作而成的。葡萄乾、香蕉酥片、水果脆片等都是很受歡迎的脫水食品。這些乾燥食品藉由移除食材內絕大部分的水分，來延緩食物變質的時間，而且如果有經過妥善包裝，就可以保存相當久。

你也可自己在家裡做脫水食物（請參考 P155，學會保存食物），有些食物在乾燥狀態下仍舊很美味，有些則要加水還原才能食用。

## ● 冷凍乾燥

冷凍乾燥是一種將食物以低溫急速冷凍，再以真空的方式，把固態冰從食物中抽出來的製造方式。

雖然自己有可能在家裡用合適的機器來做冷凍乾燥食物，但這卻是一種不太實際的作法，因為冷凍乾燥機體積大、價錢昂貴、運作時不僅非常吵雜，而且還很耗時。除非這方面的科技有所進步，以及價格下降，否則想要自己動手做這類食物是相當不容易的。

幾乎所有你能想到的食物，都可能在一些食品專賣店裡找到冷凍乾燥的形式（請參考 P279，其他資源），它們的品質會讓你感到驚艷！我和家人偏好冷凍乾燥蔬菜，勝過以任何其他方式保存的蔬菜。

同時，除非你能夠自己做罐頭，否則這也是唯一一個隨時想要享用肉類就有得吃的方式，食物選擇範圍從不同的肉類、水果、蔬菜，到奶油、燉菜、和奶粉等等都有。而且冷凍乾燥食品的最大好處，就是庫存壽命可以長達 25 年以上。

不過，冷凍乾燥食品還是有一些缺點：在所有能夠獲取食物的方法當中，這是最花錢的方式。雖然我在極少數的商店中看過樣品大小的小包裝，但絕大部分的冷凍乾燥食品都是裝在 10 號大小的罐頭中出售（10 號罐頭的重量和容量會因內容物而異，但是這種大號罐頭平均可以容納 109 盎司）。

這種罐頭一旦開封了，裡面的食物可能會因為接觸到空氣中的濕氣而開始變質，所以必須在幾天內食用完畢。

此外，不要太相信廣告噱頭，我曾經看過一個便利包包裝，宣稱可以密封一年份的冷凍乾燥食品，在看過實品之後，卻發現廣告根本就是誇大不實。此外，這類食物的價錢較高，也使人望之怯步。

對大部分的家庭來說，選擇經由各種不同方法保存的食物，才能確保在危機期間每個家人都有足夠的熱量、營養、和變換口味的機會。

## 儲備可保存的食物

當你每週去超市購物時，可以計畫額外購買一些食物放到家裡的食物儲存櫃裡。以下所列出的 10 種物品，是我每次去採買時，幾乎都會順便一起買的東西，它們的保存期限很長，而且有多種簡單的烹煮和食用方法。

- 番茄糊罐頭

- 豆類罐頭

- 鮪魚和鮭魚罐頭

- 花生醬

- 水果罐頭

- 燕麥

- 米

- 各式香草、香料

- 咖啡、茶、熱可可

- 無須冷藏的瓶裝或罐裝果汁

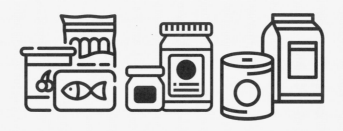

# 06

# 制訂
# 食物儲備計畫

研究出一個合理的食物儲備計畫,並且
把計畫的內容,設定在可以從容處理的
時間框架內。

只要上網搜尋，就可以找到很多關於緊急危機的食物儲存和準備的書籍，而在網路上看得到的絕大部分這類書籍，都在我的書架上。這些書的內容涵蓋了許多的主題，譬如教你如何煮出美味的一餐：從簡單的利用罐頭食品，到完全利用冷凍乾燥食品來做菜等，其中有很多書還會詳細教導如何為全家人儲存一年份的糧食。

基於絕大部分的家庭都受到預算和儲存空間的限制，還有挑食和實際可使用的烹飪方式等等問題，這些書最終沒有想像中的那麼有用處，儘管如此，還是可以在其中搜集到一些有用的資訊。

## 從一星期分量開始準備起

你應該從一星期的食物量開始著手準備。一星期對我來說是儲存的最低限度，但這個分量的食物至少能在停電好幾天時撐過這段時間。一旦儲存足夠一星期份的食物後，就能朝兩星期份的目標邁進，接下來一次加個幾天的分量，直到你對儲備量感到滿意為止。

就個人而言，我無法想像身邊只有不足三個月份的糧食可用，所以通常都保有將近六個月份的食物。請注意：存放的食物必須是不會腐壞的種類，也就是說不須冷凍或冷藏，在室溫下不會變質。

開始執行這個任務時，請一併考慮目前家人喜歡吃的各式食物。能不能以這些耐放的食物，做出他們喜歡吃的東西呢？有沒有什麼

食物，是可以漸漸讓家人開始習慣呢？在災難降臨的期間，並不是讓孩子從五彩斑斕的爆糖玉米穀片，換成原味無糖燕麥片的好時機，所以在辦得到的範圍內，當然還是要準備他們可以接受的食物。

因為有些食物須要加水才能用來食用或烹飪，所以也要把這部分的用水算進去。另一個也非常重要，就是讓人覺得療癒的安心食物（comfort foods）以及飲料。咖啡、茶、熱可可，和其他一些零嘴，可以在非常時期有安撫人心、改善情緒的作用。

在下面這張清單裡，可以找到一些全家原本就喜歡的耐放食品。

**準備清單**

☐ 即食罐頭，包括肉類、水果、和蔬菜
☐ 即食玉米穀片
☐ 罐頭餐，譬如燉菜和飽足湯（hearty soup）
☐ 日常必需品，如糖、鹽、香草類、香料
☐ 脫水餐包（Dried meals in pouches）
☐ 水果乾、堅果
☐ 罐頭果汁
☐ 奶粉、罐頭牛奶、或保久乳
☐ 脫水馬鈴薯、義大利麵、米
☐ 加水即可使用的烘焙預拌粉

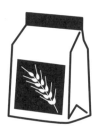

### 檢查保存期限

養成檢查食品包裝上的保存期限這個習慣！有些食物儘管過了保存期限，可能還是可以安心食用。

很多的罐頭食品都可存放好幾年，但是時間過的越久，食物本身的品質可能會開始下降。為了避免造成浪費，記得輪換你所儲存的糧食，從放了最久的開始吃起（請參考 P59，如何長期存放食物）。

此外，雖然購買大包裝的確會比較省錢，但是如果冰箱壞了或（因為停電）無法使用時，就會有保存剩菜的問題，所以一人份的小包裝會是比較好的選擇。個別包裝的小醬料包，譬如美乃滋，就會比大瓶裝的要來的容易處理。

## 使用食物儲存櫃

現在讓我們來探討一下，在緊急狀況發生時該如何使用儲備糧食。利用這些所儲存的食物，可以做好幾餐的餐點，可以試試看下列這些方法（請參考 P169，*規劃一日份的緊急餐點*）。

你可以搭配果汁、保久乳、咖啡、或茶等作為飲料，這些食物到處都買得到，而且價錢也不高。這類食物也常常在做促銷，或是可以一次大量購買的方式取得。

另一方面，這個菜單的缺點，就是沒有包括任何新鮮的蔬菜，或者大量的纖維，而且裡面有些食物的鹽分還相當高。

- **早餐**：燕麥片加水果、美式煎餅加水果醬，或糖漿、烘烤脆穀片

- **午餐**：鮪魚義大利麵沙拉、起司通心麵、或飽足湯配薄脆餅乾

- **晚餐**：米飯和豆子、雞肉配肉汁醬佐馬鈴薯和罐頭蔬菜、或鮪魚排佐米飯和罐頭蔬菜

如果只是要準備緊急狀況的糧食，好讓你的孩子不須去領賑災餐，不妨以儲存這些食物作為起點。假如想儲備為時更久的糧食（兩個星期以上的分量），那還有其他需要考慮的事項。

---

### 適合儲存的食物

如果存放得當，下列這些食物幾乎永遠不會腐壞：

□ 乾燥的豆類、白米、大部分的穀類

□ 爆米花、奶粉、泡打粉、小蘇打粉

□ 純香草精、醋、醬油、蜂蜜、楓糖、玉米糖漿、糖、鹽

□ 玉米粉、烈酒、鹼性可可粉（Dutch-processed cocoa）

# 07

# 如何
# 長期存放食物

////////////////////

打造一個專門長期儲存食物的空間，為
這些食物做儲存記錄。

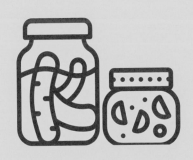

你平常習慣的生活模式，可能是去超市採購一星期份的食物，食用完畢後，又再度回去採購。正因為只採買一星期分量的食物，所以不必擔心儲藏食物這個問題。

但是如果要買好幾星期、甚至好幾個月份的食物時，關於包裝和存放食物的方式就非常重要了。

食物有許多敵人，譬如濕氣和昆蟲，不管它們是不是肉眼可見，都會影響食物的品質和口感，只要能適當地保護糧食免於敵人的侵擾，就可以存放很久。

## 影響食物的保存

- **害蟲**：印度穀蛾（pantry moths）、象鼻蟲（weevils）、鼠類等，都會很想和你分一杯羹。

- **濕氣**：濕氣會使得麵粉結塊、乾燥食物變軟；導致食物特別是甜食類，產生發霉的現象；使砂糖變硬；也會讓罐頭生鏽，最終影響到罐頭的密封度。

- **光線**：強光或長時間暴露在日照中，會讓香草類褪色，並降低效用。同時，光線也會造成營養流失，並且加劇水中出現綠藻的情況。

- **高溫**：溫度越高，食物能存放的時間也越短。儘管如此，比起穩定的高溫環境，劇烈的溫度變化對食物保存更為不利。

- **氧氣**：氧化作用會對食物產生不良的影響。就算受到氧化的食物還是可以食用，但食物的色澤或許會改變，而且也可能會走味。

## 如何保護糧食

### ● 選擇適當的容器

捍衛食物的第一步就是挑選合適的容器，而最佳的人選就是玻璃製或食品級的塑膠容器。

在還沒將任何食物放進這些容器之前，一定要先把容器清洗乾淨，然後完全乾燥。如果碰到清洗後需要馬上放入食物的狀況，我會用吹風機把容器吹乾，或放進溫熱的烤箱烘乾，如此才能確保沒有任何水分殘留在容器裡。

假如要使用非食品級的塑膠器皿，要先在裡面套一個麥拉袋（Mylar bag）或其他耐用的食品級塑膠袋。

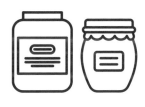

## ● 存放食物

每當我買了麵粉、穀類、或豆類，我會將整包或整盒放進冷凍庫幾天，來殺死任何可能殘留的蟲蛋或幼蟲。

冷凍過後，我會將盒裝的粉狀類食物，像美式鬆餅的預拌粉，裝進梅森罐裡，如果家裡有老鼠出沒，進行這個步驟就變得非常重要。我也會把食譜寫在卡片上，並將卡片放進這些梅森罐中（或貼於罐外）。

## ● 為食物貼上標籤

對標籤的樣式不必太講究，只要是可以在上面寫上內容物、保存期限，和任何特殊用法等資訊的都可以，紙膠帶也是個好選擇。你可能認為自己會記得那個梅森罐裡裝的白色粉末是什麼，但其實過了三個月後，你根本無法確定那是鬆餅粉或其他麵包的預拌粉。

## ● 列一張物品清單

如果所儲存的備糧並不多，大概不需要物品清單，但如果有過大批購買再存放的經驗，就會知道這種作法其實比較方便與省錢。

因此，以有系統的方法記錄食物的儲備狀況，是件很重要的事。同樣的，這個清單的呈現方式無需花俏繁複，只要在廚房放一本簡單的筆記本就行了，或者也可以在網路上下載空白表格。

**食物儲存櫃的建議**

- 把性質類似的物品放在一起，並且將標籤面朝外放置。

- 把最新購買的食物放在後面，這樣才會先使用較舊的食物。如果能採用由後方上架、前方取物的方式，會讓這個程序較容易些。

- 較重的桶子和瓶罐放櫃子下方，較輕的盒子和容器放上方。

- 需確認儲存物品不是放在架子的最邊緣，以避免發生物品被打翻的慘況。

- 準備紙筆放在附近，隨時寫下需要補充的物品，這樣就可以在促銷時補貨。

## 儲備可以保存食物的相關物品

在為長期儲備而收集食物的同時，也需要儲存下列物資。你可以去二手店看看有沒有便宜的收納櫥櫃，我曾經在二手店裡找到一個舊的貯藏櫃，現在裡面存放了很多的罐頭食物。

- ½ 加侖的罐頭空瓶和乾淨的瓶蓋。

- **食品級的儲存桶**：除非標籤上有聲明，要不然要預設它不是食品級的桶子。

- **旋壓式的蓋子**：儲食桶都附有卡扣式的蓋子，但是這種蓋子很不方便，因為每次光是要拿一杯米，就得非常費事才能打開。

  旋轉式的桶蓋（市面上最常見的是美國塑膠集團所出的 Gamma Seal 牌），附有符合桶子開口大小的密封圈，同時以方便拿取的蓋把，用旋出或旋入的方式來開關。這種的價格稍微貴一些，但是可以讓收藏作業更省事些。

- **橡膠搥**：你需要一支橡膠搥，將 Gamma 密封圈固定在桶子上，也要用它來把一般蓋子適當地密封在大型儲食桶上。

- **開蓋器**：如果你不使用旋轉式的蓋子，會需要一支開蓋器，來打開那些經大力敲擊而封得密密實實的蓋子。

- **麥拉袋**：麥拉袋是由一種聚酯薄膜所做成的袋子，可以阻隔光線和氧氣，並且防止食物受到昆蟲侵擾，可用熨斗或真空封口機來密封袋口。

- **真空封口機**：可以在絕大部分的百貨公司，買到真空封口機和專用真空袋。這個機器能移除袋中的空氣，並且將開口密封。它們也有販售工具，可以移除梅森罐裡面的氧氣。除非盛裝過不潔的食品材料，否則真空袋可以重複使用。

- **抗氧化劑**：將抗氧化劑（內含鐵粉的小包）放進任何密封的容器裡，可以移除多餘的氧氣，而有助於食物保鮮。

- **永久性麥克筆**：給食物貼上標籤是非常重要的事情，你可能認為自己會記得那個桶子裡裝的是什麼，但事實是十之八九不會記得。

# 08

# 打造急救箱

製作一個急救箱，或將你目前手邊有的做升級。

報名參加急救課程也是個好主意，如果你從沒試過的話。

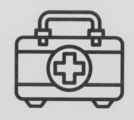

面對危機和災難時，或許會對你的健康造成衝擊，安穩的睡個好覺說不定是件難事，而且所住宿的地方也可能擠滿了人。三餐大概變得沒有規律，或者也不是你平時吃慣的食物，同時可能無法像平常一般自由盥洗，來保持個人的清潔與衛生。再來，光是壓力這一環，就足夠危及你的免疫系統了。

以上這些加起來都可能令人生病，讓已經夠艱苦的非常時期雪上加霜。

不光是要擔心生病或發炎等問題，如果還需要清理環境、剷除雪或冰、或修理房子，這些活動更可能導致受傷，儘管可能不是在災害發生當下從事這些活動。

請注意：本書這個部分並不能用來取代急救手冊或課程，而且提供醫療相關的建議已經大大超出這本書的範圍。

我的目的是讓你思考手邊應該要有哪些醫療用品，然後開始準備或更新家中的急救箱。體積稍大的釣魚箱，用來作為急救箱是個很好的選擇，尤其它們的內部都有很不錯的空間設計。

接著選一個遠離熱源與濕氣的櫥櫃（洗碗機上方就不是個好地方）當作存放地點，並且開始儲存用品（請參考 P82，檢查車況）。

## 口服補水配方

. . . . . . . . . . . . . . . .

　　雖然孩童、老人，及身體虛弱的人，有較高的風險發生脫水的現象，但如果脫水的情況很嚴重，對任何人都可能造成致命的傷害，備有口服補水治療的用品，以及懂得如何使用，可在關鍵時刻救人一命。

　　請混合以下的材料自製補水劑：

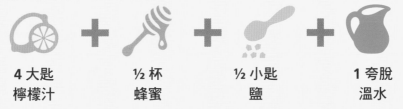

| **4 大匙**<br>檸檬汁 | **½ 杯**<br>蜂蜜 | **½ 小匙**<br>鹽 | **1 夸脫**<br>溫水 |

1 大匙 =15g
1 小匙 =5g
1 量杯 =240ml
1 夸脫 =0.95 公升

　　說真的，它並不好喝，但是如果在歷經一陣子的嚴重腹瀉後，慢慢的小口啜飲，可以幫助補充體內的電解質，讓其回歸平衡。

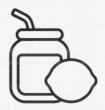

**儲備藥品**

- 燙傷藥膏
- 止吐和止腹瀉的藥物
- 胃灼熱藥物
- 止咳藥
- 消炎藥膏
- 抗組織胺乳膏
- 鋒利的剪刀
- 棉花棒和棉花球
- 鑷子（用來移除碎片或小刺）
- 幾片較厚的生理護墊，用來作止血壓布
- 各種不同大小、形狀的防水 OK 繃
  （太便宜的通常不太可靠）

- 口服補水劑
- 通便劑
- 止痛藥和退燒藥
- 鼻塞藥
- 抗黴乳膏
- 吊腕帶和一、兩卷彈性繃帶
- 體溫計
- 醫療用膠帶和紗布墊

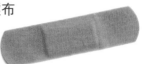

## 學習急救措施

　　家中的每個成年人，都應該要有基本的急救訓練，並且要懂得如何實施心肺復甦術（CPR），可以從紅十字會、美國心臟協會（American Heart Association），及當地消防隊等地方接受訓練。

　　把自家附近可以提供醫療救急的人員或單位列一張清單，是個不錯的主意，有哪些醫生、護士、緊急醫療人員（Emergency medical technicians，簡稱 EMTs），或其他醫療相關人員，是可以求助的嗎？如果停電了，也許我們沒辦法去那些大型連鎖藥局買藥，但若你因為剷雪而閃到腰，至少還可以找到整脊治療師或復健師檢查。

　　如果因為慢性病或其他致命的疾病而必須經常服用某種藥物，請醫生給你額外一個月份的藥量放在身邊，我指的藥品包括氣喘患者使用的吸入劑。還有，去藥房領藥這件事是越快做越好。

　　另一個可行的作法是，每個月將一、兩劑藥量另外存放別處，如此一來存量最終會越來越多。當然，這些藥物必須注意使用期限，並且定期輪換，這樣才能確保在服用時是最新的藥。

### ● 掌控口腔健康

　　沒有什麼疼痛能比得過牙痛了！勤快的維護牙齒健康，還有定期檢查是極為重要的習慣，可以避免嚴重的口腔疾病在可能無法求醫的情況下發作。

　　藥局有販售牙齒急救用品，所以如果補牙的填充物脫落，可以暫時緩解不適感。在緊急災難的狀況下，使用臨時填充物總好過讓牙齒的神經暴露在外。另外，含有苯作卡因（benzocaine）的局部止痛劑，譬如 Orajel 和 Anbesol，可以在牙齦疼痛時使用。

### 種植蘆薈

這裡有一個很棒的主意，是現在就可以開始動手去做的：種一盆蘆薈。蘆薈膠對舒緩皮膚的小毛病，譬如擦傷、燙傷，以及曬傷，都有神奇的功效。

如果你的朋友有在種植蘆薈，可以向他們要一節分支，做這件事的最好時間是在春天或初夏，因為這是植物活躍生長的季節。

1. 將土壤扒開，直到可以看到分支連結在母株的所在位置。雖然可以用刀子將這個幼株切下來，但是用拔的方式比較不會對植物本身造成傷害。

2. 在重新栽種前，先讓幼株靜置休養幾天（不要把它蓋起來）。

3. 拿一個陶土盆，將底部放滿陶土碎片，依序放入沙質土、肥料、再加一層沙，直到盆子將滿為止。

4. 將新植物植入沙質土中，並用力地把沙質土搗實，並且兩個星期內都不要澆水。

5. 一旦植物開始立定生根後可以澆水，夏天一週澆一次、冬天則完全不要澆水。

6. 蘆薈可以活很多年，而且就算偶爾為了使用蘆薈膠而剪一片葉子下來，也不會因此受到損傷。

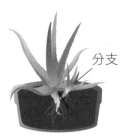

分支

# 09

# 準備
# 基本工具

收集好身邊所有的工具，如有需要，另
外添加重要的器具，並且選定一個方便
的放置地點。

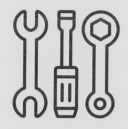

這個部分不是為厲害的修理高手所寫的，而是為了不像他們一樣身懷功夫的我們而寫的，因為不論你是男是女，住在市區的公寓或偏僻的鄉下，都需要一套工具和一些基本的修繕技巧，讓災難舒緩計畫可以更完善。

請謹記莫非定律：只要壞事有可能發生，就一定會發生，而且可能偏偏就在最糟糕的時機產生。一個齊全的工具箱，可以讓自己從事簡單的修理工作，別小看它們，因為這些應急的修補，能替將來省下許多麻煩。

很多人（包括我自己）對修理房子幾乎一竅不通，雖然房子是我們手中最貴重的投資品，不但可以保暖遮陽，也是我們在暴風雨中的避風港。但是大多數的人對房子的系統運作這件事一無所知：水和電是如何進到房子裡來的？廢水又是怎樣排出去的呢？這些事物的實際運作細節，對大部分的人來說簡直像謎一般。

關於這方面的學習，最重要的工具就是資訊，所以建議開始蒐集相關的書籍，坊間有很多不錯的書可以選擇，我喜歡包含許多圖片的書，因為我的學習模式是屬於視覺型的。

關於工具，我不是要你準備什麼不尋常的東西，而僅僅是一些能夠做基本維修的器具。建議購買品質較好的工具，因為便宜貨不僅沒有效率，還可能很危險。說真的，寧可買二手的好工具，也不要買全新的廉價品。

雖然你可能不曉得如何使用某些工具,但只要手邊有這些,還是可以讓其他在場的人使用。修理房子和其他的技能一樣:只要多練習就會進步。假如有專門修理房子的包工來替你修補房子,不妨趁他工作時在一旁觀察,因為說不定可以從中學到一些很有用的小技巧(請參考 P92,*居家環境的防災準備*)。

請將家中地下室或車庫的一處作為修理東西的定點,並且將所有的工具妥善整理,同時也要確認是否處在良好的使用狀況。如果是住在社區裡,可以發起交換工具的活動,這樣有機會能獲取更大型、更昂貴、但卻較少用到的工具。

另外,可以買個標籤機,或者用其他方法來標明自己的、或向他人商借的器具。假如你每次都能準時地歸還工具,朋友會比較樂於借出他或她最厲害的鐵鎚。

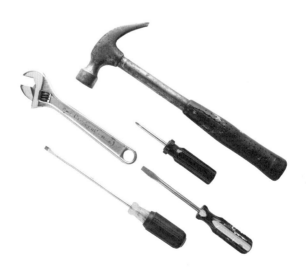

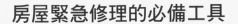

# 房屋緊急修理的必備工具

捲尺

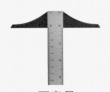

丁字尺

管板鉗

不同尺寸的
彈性繩

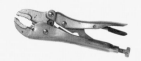

水管鉗

不同種類的黏膠

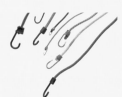

金屬製柄和橡膠握把
的羊角鉗

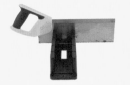

輔鋸箱

填縫劑

膠帶：遮蔽膠帶、
絕緣膠帶，和很多的
修補膠帶（duct tape）

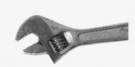

活動扳鉗

螺絲起子：
一字和十字

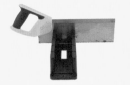

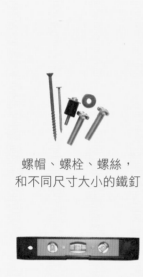

螺帽、螺栓、螺絲，
和不同尺寸大小的鐵釘

不同尺寸大小的
束線帶

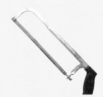

切金屬用的
橫割鋸和弓鋸

水平儀

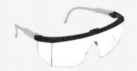

工作手套

護目鏡

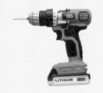

我還沒將任何電動工具列出來，如果只能選一種的
話，我會選擇電鑽，因為每一次充電後，電力都可
以持續很長一段時間，而且能省下大量的勞力，也
可避免長一堆水泡。

# 10

# 儲備電池

根據你所擁有的不同裝置和設備，來決定會使用哪種電池，然後選一個定點作為儲存電池的地方，每種會用到的電池都要儲存兩倍的用量。

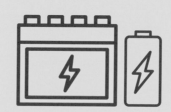

我們對電池的依賴程度，尤其在防災準備這個層面上，可能大的超乎你的想像。手電筒、收音機、電話、電腦、以及諸多其他裝置，都需要某一種形式的電力來源。

在停電的時候，大部分情況下我們都只能尋求電池所提供的電力。沒有多久以前，我們的選擇還受限於鹼性電池，而它們對環境造成很大的危害，然而這個為人所詬病的缺點，也致使了新式電池的發明。現在有許多不同種類的電池可供選擇，雖然特性也呈現正、負兩極（我沒有使用雙關語的意圖），讓我們來看看有哪些電池可以選擇吧。

## 電池存放

電池應該要存放在室溫下。你可能有聽過將電池放在冰庫裡，能夠延長壽命的這種說法，但那是不確實的訊息，只要留在購買時的包裝內就可以了。同時，不要讓電池在同一個箱子裡滾來滾去，因為互相接觸的話，會有引發火災的可能性。

此外，如果你有兩個電池：一個已經沒電了，但是另一個還有電，將兩個都丟棄，不要將新電池與舊電池，或者是不同廠牌的電池混在一起使用。

## 不同類型的電池

將家中和車上所有需要使用電池的裝置通通列一張清單，同時也要註明使用的電池類型和數量。

### ● 鎳鎘電池（NiCd）

這種電池是最舊式的充電電池，庫存壽命很長，而這點對防災準備計畫相當有利。它們的充電速度很快，可以重複充電幾百次都沒有問題，但最大的缺點就是很快就沒電，即使沒有使用也一樣。

舊式的鎳鎘電池會有記憶效應，也就是說如果將還有電力的電池拿來充電，電池就會「記得」那個剩餘電量，而下次充電時電池都只會充到那個電量，所以必須將電池完全放電之後才能進行充電，但是較新型的電池已經不會有這個問題了。

### ● 鎳氫電池（NiMH）

鎳氫電池在不使用的狀況下，比其他電池更能保留電量，所以當需要使用時，較有可能保有電力。

### ● 可重複使用的鹼性電池

你無法像新式電池一樣常常替充電式鹼性電池充電，但是每充一次電後，可使用的電力還是會比普通充電電池持續更久。

### ● 拋棄式鹼性電池

你還是可以買這種拋棄式鹼性電池,而且確實是一種不錯的丟棄方式,只不過非常不環保,所以請不要以一般垃圾的方式丟棄,而是尋求垃圾場等回收地點做回收處理。

如同一般的一次性產品,每買一次這種電池就得花一次錢,以我過去的經驗,便宜品牌的電池失去電力的速度比較快。

---

### 關於電池的密技?

你可以在 Youtube 上找到很多關於製作電池的撇步,教你如何將舊電池拆解後製作成新電池,或者以錫箔紙將小型電池擴充為較大型的電池。

這些技巧在緊要關頭也許派得上用場,但我建議你最好還是儲備所需要的電池,因為這樣才可以用最好的價錢獲得最多的電力。

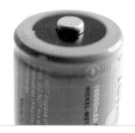

---

● 鈕釦電池

會用到這種小電池的物品似乎無所不在。因為這種電池無法充電，所以必須儲存一些在手邊。

請注意，因為它們的體積很小，很容易被誤食，如果幼童或寵物不小心吞食進去，很可能會造成致命的後果，請務必存放在安全的地方。

## 電池測試器

你是否曾經面對著手邊一大堆電池，不確定哪些還可以用，哪些是早就該丟掉的呢？我就碰過這種情況。

電池測試器這個小裝置，可以又快又方便的測試電池剩餘的電量，而且光是在需要用到手電筒時，能免去一再抽換裝入的電池這個麻煩，就已經值回票價了。

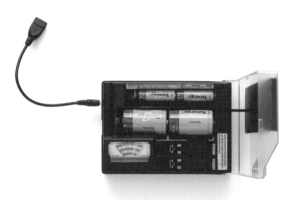

## 充電器

關於充電器有非常多的選擇，但是得確定購買的充電器和所使用的電池是相容的，因為並非所有的電池和充電器都可以交互使用。

智慧型充電器可以讀取電池，並且在電池充飽後自動停止充電；智慧型電池裡有晶片，而與其相容的充電器也有晶片，這就是為什麼它們只與彼此互相合作。

有些充電器需要家中的 110 伏特電力來充電，有些可用汽車內 12 伏特的點煙器來充電，而有些則可使用太陽能來充電。

我和家人認為在夏天時利用太陽能來充電，效果非常好，但是在冬天裡日照時間比較短的時候，就必須依賴其他方案了。你需要花一點功夫研究出最適合自己和家人使用各種裝置的整體情況，才能整理出對電池的需求種類和數量。

一旦做出決定後，在家中選一個定點作為電池存放的地方，記得各式各樣的種類都要準備齊全，而且需是全新或充飽電的電池，免得停電了無法充電。

你要準備的包括：9 伏特（方型電池）、A（平頭電池）、AA（3 號電池）、AAA（4 號電池）、C（2 號電池）、D（1 號電池）和不同大小的鈕釦電池等等。電池這種東西，我一向都會在大型量販店購買。

# 11

# 檢查車況

如果沒有定期保養車子的習慣，就從現在開始做起吧！並且家中每輛車裡都要放置緊急救難包。

「華盛頓家庭受困車內兩日，靠萬聖節糖果裹腹維生」

「因 GPS 誤導受困，某家庭度過天寒地凍的一夜」

「身陷大雪中，遊客露宿車內避難」

只要稍微做個 Google 搜尋，就可以找到好幾打類似這樣的故事。

人們可能只是一往如常的開車前往熟悉的地方，但世界卻彷彿在你眼前崩壞了：車子故障、衛星定位系統（GPS）給了錯誤的指示、不正確的氣象預報、道路封閉等等。如果你早已替車子做好萬全準備，它很可能在這種時候救你一命。

在準備開車出門這件事上，謹慎小心絕對要比盲目的英勇來的重要。如果氣象預報說天氣會轉壞，或甚至可能有無法確定的狀況，那麼最好還是待在家裡。除非是萬不得已，譬如你正等待做腎臟移植手術，然後醫生們剛好找到器官捐贈者，這種時刻當然會想盡快趕到醫院。若非如此，留在家裡是最好的選擇。

假如必須要出門，一定得確定有人知道你的去向和到達的時間。如果是較長途的旅行，則要留下行程的計畫表，而且途中若要改變行程，也要告知他人。這樣一來，假如沒有按時抵達目的地，這個知道行程計畫的人才會知道該在哪裡找到你。

針對開車外出所能做的最重要準備，就是好好照顧你的車子，在緊急情況發生的時候，可能會需要把車子當作家住上好幾天。

養成定期保養車子的好習慣，不要忽視任何儀表板上的故障燈號；檢查雨刷水的剩餘容量，而其他的油、水類也要在用光前就先補滿；同時還要定期更換機油。

另外，要學會怎麼替車子換備胎，也要讓小孩在去考汽車駕照前，先要求他們學會如何換輪胎。

請記得在輪胎過度磨損前就要換新輪胎，而且依據駕駛型態，選擇負擔得起的最好的輪胎。也就是説，如果冬天的惡劣天氣裡，外出對你來説是例行公事，那麼在冬天裡就得換上有釘的雪胎，同時也得裝上品質好的雨刷，來保持良好與清晰的視野。

## 車用緊急救難包

準備一個個人化的車用緊急救難包，包包裡的內容物必須適用於你的所在地點、季節、以及駕駛習慣等等，而且容量也必須夠大，才能一併裝入符合家人需求的物品。

如果你正在服用某些攸關生命的藥物，最好將額外一些劑量放在救難包裡，並且記得時常輪換。

假如必須在非常偏僻的地方開車，就得事先準備更具全面性的救難包。

這裡面應該要包含一個睡袋、一或兩個照明彈、更多的食物和水，而且可能還要加一個附有濾水器的水瓶，譬如像 Katadyn 牌所出的濾水瓶。因為可能會出現需要走路求援的情況，所以也要準備一個背包，以防不時之需。

## 為車子加滿油

當車子的油錶顯示只剩下一半的燃料時，最好就去加油，若是即將展開長途的旅行，也一定要在一開始就將車子加滿油。也可以將額外幾公升的汽油，存放在車庫或戶外的儲物間裡，但是只能用正規的容器來盛裝汽油，而且要遠離高溫或易燃物。

在這些汽油裡加入燃油穩定劑，可以延長庫存時間，但是在使用前請一定要詳細閱讀使用説明。

# 可存放在車內的物品

狀況良好的備胎　　紙本地圖，以防　　手電筒　　　急救箱＆藥品
　　　　　　　　　GPS 故障

火柴　　　　　手機充電器　　　健走鞋　　　反光故障標誌

尋求救援標誌　　一卷／包　　　空的汽油桶　　幾個塑膠
　　　　　　　　衛生紙　　　　　　　　　　　垃圾袋

汽車維修工具：　　不易腐壞的食物，像　　書或掌上型遊戲機
最基本的要有　　　是水果乾、堅果、酥　　（以防長時間等待救
電池急救線、維修膠　脆穀片棒（要記得時　　援的狀況）
帶、和管夾（hose　常輪換）
repair clamps）

## 如果你受困了

在絕大多數的情況下，你最好是待在車上。一般而言，找車要比找人容易多了，而且車子可以保護你免於受到惡劣天氣的傷害。

即使在開車途中碰到狀況，但只要朋友或家人事先知道你的行程計畫和預計到達時間，救援人員就很可能會趕到你的所在地。記得做一個醒目的標誌，讓人可以更容易找到你，譬如將色彩鮮明的衣服或布條綁在一根長棍子上，這樣就會很引人注意。

在寒冷的天氣裡，可以短暫地發動引擎熱車，但是要確定汽車的廢氣可以完全排放出去（註：若車子身陷雪中，車子的排氣管有可能被雪堵住），然後車窗要開一條小縫，以免車內的濕度持續升高。最後，務必請你留在車內！

此外，為了避免失溫的情況發生，就算口渴了也不要直接把雪往口中放，可能的話，讓雪融化了再行飲用。

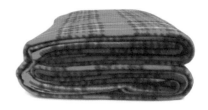

還有，請保持乾燥！避免將身體或衣服弄濕。只要身體是乾燥的，就可以在毛毯中保持身體暖和，但身體若是濕的，可能很快就會發生失溫的現象。如果天氣炎熱又出大太陽的話，在車子的附近找一個陰涼的場所等待，同時要適度地補充水分。

假如你的車在公共場所故障了，打電話求援後就留在車上，並記得要把門鎖上。倘若有陌生人前來探視，不要急著搖下車窗或馬上下車，請他幫忙報警或打給道路救援車。

雖然大部分的人都心地善良且樂於助人，然而「大部分的人」並不包括「所有的人」，所以還是要小心為上。

## 思考可替代的交通方式

大部分的人對汽車都養成依賴性，所以要考慮過著沒有車的生活方式，對很多人而言是幾乎不可能的事。

不過生活當中的確有很多可能發生的情況，讓我們無法使用汽車，例如一些災害讓道路變得無法駕駛：地震或許讓公路變形、龍捲風使得路面佈滿大小垃圾、而冬天裡的冰雪風暴也許會引發道路封閉。而其他一些狀況也可能造成車子無法加油，譬如油罐車不能運送汽油，或者因為停電，使得電子油槍停止運作。

## ● 買台自行車

即使年紀很小的孩童也能夠自己騎自行車，或者被自行車拉載。自行車的載貨筐和車籃可以負載相當數量的物品，而其加掛拖車則可載更多的東西。這種拖車的價錢由高到低都有，而且還很容易找到二手貨。如果家裡有足夠的空間可以放置，之後很可能會帶來意想不到的用處。

若有預算的限制也可買二手車，想找堅固耐用的車，手邊要有自行車維修工具；比賽用的窄輪自行車雖然速度快，但不適合在粗劣的環境下使用；登山車或混合路面自行車，會比較符合需求。

## ● 走路

在防災準備的過程中，還需要認真地考慮足部護理問題，所以在儲備物資裡加一些足部水泡和拇指外翻的貼布、足爽粉吧！同時準備好一些合適的襪子，也是個不花大錢的防禦方法。潮濕的腳容易引發水泡以及真菌感染，所以保持兩足的乾爽非常重要。

如果需要大量行走的情況，一雙耐用的鞋或登山靴則是不可或缺的物品。如果是新的鞋子，要用漸進式的穿走方式，讓它逐漸磨合你的腳，以免長水泡（請參考 P127，*保護頭、手、足*）。

如果要預防在冰凍的地面行走而跌倒，可以購買套在鞋子上的可拆卸裝置，這種裝置藉由鋒利的防滑釘或金屬彈簧來緊抓住冰面，

讓你不會滑倒。我在車上就備有一副這種裝置,而在家中則另外準備了好幾副。請在每次使用過後沖洗並風乾,這樣可以使防滑釘免於生鏽,進而延長其壽命。

不論行走的距離是遠是近,如果有養成常常走路的習慣,走起路來都會輕鬆很多。將走路融入在每日的活動當中,這樣可以在緊急危機中提高耐力和舒適度。

如果必須在崎嶇的路面上行走,使用枴杖或雪杖是個好主意,因為可以幫你保持平衡、測試靜水的深度、移開路面的垃圾或障礙物、甚至抵禦動物的攻擊等等。

## ● 運輸物資

當你在思考交通方式時,別忘了順便考慮如何運輸需要的物資。讓我們來假設一個必須運送儲水的狀況,因為水的重量不輕,所以若有某種運輸工具的協助,就可以大大的減輕負擔:一個拖車、推車、或雪橇都很好用。假如必須攜帶幼童,那麼背帶或嬰兒推車簡直就是無價之寶。

當需要從兩地間搬運物品時,有一個好的背包會很方便!就像買一雙合腳的好登山靴,找一個揹起來適合身型的背包也非常重要。

## 緊急狀況的必備物品

### 溫暖的氣候

  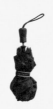 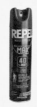  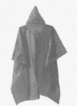

瓶裝水
（須經常更換）

防曬乳

雨傘
（當受困於炎熱
的道路旁，可以
遮陽）

防蚊（蟲）液

可鋪在地上的
布或野餐墊

雨衣

### 寒冷的氣候

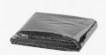  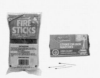 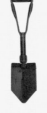 

急救毯
（space blanket）

羊毛毯

緊急熱源
（註：打火棒、暖
暖包等）和火柴

折疊式的
鏟子

貓砂或
其他種類的砂
（可提供輪胎對地
面的摩擦力）

# 12

# 居家環境的
# 防災準備

以充滿感情但又不失現實的眼光環顧家裡四周吧！開始思考一些能夠改進的地方，可以幫助我們更完備地度過緊急危機。

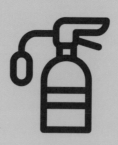

在某種意義上來說，這一章似乎顯得有點多餘，畢竟這整本書就是在教導如何為你的家園作防災準備。但是在這裡我要指派一些任務，可更進一步地保護我們最珍貴的資產，在此處，我所指的「珍貴」並不是指錢財。當我外出好幾天而重返家門時，在進入門前的車道時，就會覺得身體開始放鬆下來；而當跨入前門的那一刻，就會感覺一陣平靜的氛圍朝著我圍過來。

我家並不是我們這條街上最吸引人的房子，當然也不是最時髦的那一棟。我沒有花岡岩製的流理台，地上鋪的也不是進口的地磚，牆上的櫥櫃們看起來需要好好清洗了，而起居室的牆壁可能也需上一層新油漆。至於傢俱的話，我至多只能用「舒適」來形容，而談不上是什麼高級品；廚房餐桌中央時常放置的不是美輪美奐的花卉，而是只做了一半的科學實驗企劃。

此外，玄關的地上通常到處沾滿了泥土；而客廳並非有條不紊，而是處處散發著有人居住在此間的生活氣息。儘管如此，這就是我家，而且我無法想像世界上會有任何比這裡還要適合我的地方。

「家」的意義對我們而言，遠遠超出金錢投資這個現實層面，是我們在暴風雨中，也是精神上和感情上的庇護所。從防災的角度來看，「在落地之處開花」（bloom where we are planted）這句話是有其道理的。話說回來，以下的一些事物和問題，是你在檢查整個居家環境時需要特別注意的。

## 房子外圍

### ● 外觀的保養狀況如何？

前門或後門有沒有什麼破損的階梯或木板要修補的呢？屋頂的狀況如何呢？庭院是否乾淨整齊，地上有沒有佈滿可能因風災而四處亂飛的物品呢？

### ● 如何處理房子外面的景觀？

房子周邊有沒有高大的樹木？是否有可能會倒下來而砸在屋頂上或車上？有大塊的草坪嗎？而種植那些需要灌溉、施肥、修剪和清掃落葉的草，是否就是利用土地空間的最佳方式呢？如果用這個空間來耕種一些農作物會不會比較好呢？可以找到一個地方種一棵水果樹，或一些莓果灌木嗎？

## 房子內部

你對房屋內部系統的運作知道多少呢？知道電力和水是如何進入房子，而廢水又是如何排出去的嗎？看看那些電線、牆上的儀表、和水管吧！知道為什麼將它們安置在那裡，然後又是如何運作的嗎？如果不知道答案，可以詢問懂這些東西的人：房屋的承包工、維修人員都能提供這些資源。

在做這些基本的檢查時，請務必小心含鉛的油漆和脫落或磨損的電線。

目前為止我們討論過很多外界的災害，但是絕大部分發生在家裡的災難只危害到個人：因火災而失去房子的人，比因水災或龍捲風而失去家園的人還多；不良的電線線路和地震相比，前者可能會讓房子承擔更多的風險。

### ● 由地下室開始

☐ 你知道電路斷路器或配電箱在哪裡嗎？如果跳電了，知道如何重設嗎？如果仍然是使用保險絲開關，而不是較新的無熔絲設計，這可能是個需要考慮更新的地方。

☐ 檢查熱水槽，容量有幾公升呢？有電子式的起火器嗎？能在停電的狀況下正常運作嗎？知道如何把熱水槽的水排乾嗎？

☐ 檢查暖氣爐，是使用哪種燃料來運作呢？有多樣的燃料來源嗎？如果暖氣爐壞了，該打電話給誰呢？通風管狀況良好嗎？

☐ 下雨時，地下室會積水嗎？如果會的話，如何處理呢？有抽水幫浦嗎？假使有，在幫浦故障時又該如何處理呢？

☐ 家中的水管都完好無損，沒有漏水嗎？

## 往樓上移動

你有將煙霧和一氧化碳偵測器裝設在適當的位置嗎？滅火器是否過期了呢？家中有沒有哪些地方感覺比較冷，也就是說可能有暖氣流失的情況？窗戶是不是會讓冷空氣跑進來，讓熱空氣外洩呢？

你是否有至少兩個逃生的出口？任何出入的門被雜物或家具擋住嗎？窗戶附近至少有一個逃生梯嗎？你家的門戶安全嗎？門窗的鎖都堅固耐用嗎？門是否厚實、具有隔熱效果？察看所有的水槽下方：有沒有濕氣太重的問題，或者任何老鼠出沒的痕跡呢？浴室的牆壁摸起來是否有軟化的感覺呢？有任何地方發黴嗎？

上到二樓，然後重複與之前相同的檢查。如果煙霧偵測器在夜晚響起來，睡在樓上的家人知道如何逃生嗎？逃生路線的地板是否保持淨空狀態？

## 閣樓

你的閣樓是否有做好隔熱措施呢？有沒有任何證據顯示受到漏水的損害，尤其是在煙囪和窗戶一帶？如果有老鼠出沒，會在這裡就發現蛛絲馬跡（請參考 P195，害蟲不要來）。

# 制訂計畫

現在是時候為房子制訂一個改造計畫了。在把房子裝潢得更時髦之前，務必要一併處理關係著健康、安全、和節能的問題。給你的房子更多的呵護，它就會給你更多的回報。

## 每層樓都要放置滅火器

房屋檢查內容，也要包括選定滅火器放置的最佳地點。可以考慮的地方，很明顯地應該是廚房的瓦斯爐附近，以及用木頭生火的爐灶和壁爐旁邊。當然每一樓都要有一個滅火器，包括地下室。

當要購買滅火器時，最好買多功能的 ABC 型滅火器，因為可以撲滅普通易燃物引起的火災（A 型火災）、油類火災（B 型火災）、和電器火災（C 型火災）。Kidde 牌所出的居家用拋棄式滅火器只有約 2.3 公斤重，很適合用來教導孩童如何使用。

## 我該把東西放在哪裡？

請容我在這裡做個真心告白：我所做的防災物資準備工作，其實相當接近囤積物品了。還好我很幸運，先生是退休的海軍，他會在我反射性的想買更多不需要的東西時，適時拉我一把。

因為如果你不在「準備」與「囤積」之間取個平衡點的話，可能會在某天醒來後發現：家裡有包約 135 公斤重從沒開封過的乾燥豆子、急救箱在壁櫥深處的某個地方、颶風燈的燈油也不知道去哪裡了而找不到。

防災準備工作的其中一個部分，便是保持房子內部整個系統每日的正常運作，但是如果房子裡到處都塞滿了東西，就等於是在給自己找麻煩。所以讓我們不禁要問：我該把東西放哪裡？

對我和我的家人來說，最好的解決方式，就是把防災物資融入我們的日常生活當中，像平常就會把颶風燈放在餐桌上，讓人覺得玩味無窮，而且看起來還挺有情調的。

此外，如果突然停電，因為這些燈就在手邊，馬上就可應急。我的急救箱也裝得滿滿的，放在浴室的櫥櫃裡。還有，我不會在車內堆放雜物，保持乾淨整潔，而緊急救難包則是存放在後車廂裡。

### ● 物有所「歸」

當我一開始儲存浴室用品時,非常擔心要如何在狹小浴室的有限空間裡存放物品。當時我的四個女兒全住在家裡,而浴室裡光是使用程度不一致的洗髮精和潤髮乳就有九瓶之多。類似的問題也發生在肥皂、體香劑、牙膏、和漱口水上。

我花了一整個下午的寶貴時光,在丟棄老舊的瓶瓶罐罐和整合所留下來的東西(只要把洗髮精裝在漂亮的按壓瓶裡,沒有人會注意到瓶子裡的洗髮精顏色其實有點詭異)。這樣一來我就可以很清楚到底有什麼東西需要補貨,而且浴室裡也多出了一些空間。尤其我裝了一個浴巾架後,櫃子裡就多出好多空間。現在我可以很容易就找到所需要的東西,同時在手邊存放額外數量的補給品。

至於廚房,我則下了更多的功夫來整理。我很喜歡各式各樣的廚房道具,但是它們真的太占空間了!結果我決定捨棄掉麵包機,以及電動開罐器,還有大約一打用剩的各式碗盤組。我也順便把一大堆塑膠的食物收納盒捐出去,現在只用玻璃罐來裝剩飯剩菜。

到現在為止,這些清理和收納的手續,仍是不斷持續進行的工作,而每次逛街購物時,我依然要和「哇,這個東西看起來很好用」的購物慾搏鬥。但說實在的,如果我前半生這 60 年沒有擁有這個東西,卻依然活得好好的,那麼就算沒有它,我下一個 60 年可能也一樣會過得很好。因此,當下面這些想法跳出來時,請跟著這樣下決定:

- 我改天會把它修好。（不，你不會。）

- 我減個 5 公斤，就可以再穿這件衣服了。（真的假的？）

- 她長大一點後就穿得下這件衣服了。（她可能會很討厭這件衣服喔！）

- 我應該要把這個留給……（省省吧！如果她真的有需要早就買了。）

- 那個東西也許之後會很有用處。（或者你可能會因為絆倒它而扭傷腳踝。）

- 我可以用這個來做在 Pinterest 上看到的那個很棒的企劃。（承認吧！很多我看上的 Pinterest 企劃，不是沒做完，就是根本沒動手去做。）

- 如果能找到搭配的上衣，我就可以穿這件褲子了。（你永遠不會找到那件適合的上衣。）

- 如果僵屍來了，我會很高興手邊還留著這個。（最好僵屍可以被玩具塑膠球棒消滅。）

- 我媽若知道我沒有留著那些書，她會很難過的。（你的母親一定可以諒解你的。）

- 我的小孩會很感激我把這個留給他們。（別傻了，他們不會。）

# 13

# 檢視
# 經濟狀況

現在就開始整理財務狀況,讓在災難中
過得更穩當。

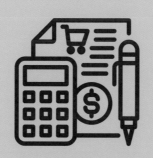

我們所處的金錢世界不斷地在改變，而且大部分的金錢交易都是在虛擬的網路上進行。

我所認識的一些人，身上很少帶著超過 10 美元的現金，而且就算是購買小額的東西，他們也選擇使用提款機、簽帳金融卡（debit card）、或是信用卡來結帳。

很多人使用線上銀行，以及在網路上付帳單，所以個人支票現在也不常見了。這些付費方式都不會有什麼問題，直到你只需要買一瓶牛奶卻無法付帳──因為停電了。

使用虛擬金錢做交易會有的一個危險就是：很難意識到自己金錢的流向。你應該要試試看追蹤一個月的開銷，來檢視消費習慣。如果能夠找出非必要的開銷，那麼想要節省支出也會變得容易些。

就拿我自己來說吧！我的非必要消費就是在路上買咖啡，當我發現一星期花了將近 10 美元在買咖啡上，幾乎不敢置信！雖然在家煮好咖啡，再裝進保溫杯帶著出門是要花一點心力，但因為這件事能為我省下一些錢，所以雖然麻煩，卻完全值得去做。

一旦知道金錢流向後，這裡有一些方式能檢視經濟上的目標。如果有需要的話，就設定新的目標吧。

## 降低或付清卡債

　這點應該很接近所有目標的上位了，不論是在日常生活，或為了準備在災難中穩當度日。

　如果你的房屋在災害中受損而被迫離開，勢必得花錢在買食物或尋找新的居住地點，而在這種非常需要用錢的時候，不會希望因為尚未還清的卡債，造成使用額度不夠的窘境吧！

　同時，償還債務也可以讓你有一點餘裕，來應對防災準備的需求，譬如購買額外的暖氣設備或濾水器等等。

## 給自己存點錢

　即使一星期只有 5 美元也好，承諾自己要存一點錢在儲蓄帳戶裡。理財規劃專家通常建議的儲蓄目標是：你的存款至少要有六個月的生活費那麼多，以防失業或者是生病而無法工作。一旦災難發生而引起當地的大小企業、商家關閉，你很可能也會無法工作。

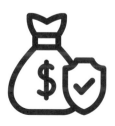

## 提早一個月準備帳單費用

你可以把這個當作強制儲蓄，如果可以在貸款、水、電、煤氣等帳單的繳款截止日的一個月前，就先將錢準備好並放一邊，就可以更穩當地應付因災難而引起的無預警開銷。

## 更新保單內容

和你的保險業務員約個時間，向他確認房屋險是否因為房子本身的增值，而可以獲得更多的保險金。

此外，也要順便確認關於「免除給付」（exemptions）的規定，許多的保單內容用「不可抗拒之因素」這類詞或句子，來抵銷保險公司理應給付保險人因為災害，如暴風雨、地震、水災等引起的損壞賠償。

你也要記得將保險業務員的姓名及資料，加入聯絡檔案裡。還有，把傢俱也涵蓋在保險裡是件很重要的事。我會建議你選擇在居住地附近設有辦公室的保險公司，同時壽險和車險最好也是選擇當地的保險公司。

## 留一點現金在家裡

在家裡放一點現金是個睿智的作法。你需要的不多，即使加起來只有 200 美元的小鈔，在無法使用信用卡時都會很有用。如果你因開車在外，發現無法從提款機領錢出來，預留在車上的現金，至少可以讓你在販賣機買點東西。

另外，用拴鏈繫著的防火保險箱可以防盜，是個值得花錢投資的東西，可以考慮將密碼寫下來，並存放在銀行的保管箱中，或者把密碼給值得信任的親戚。

## 使用當地的銀行或信用合作社

我想認識我使用的當地銀行的行長，雖然其他大銀行具有較多分行據點，以及加長的營業時間等等優點，我卻寧可摒棄這些便利，來換取銀行行長親切地呼喊我的名字、向我打招呼。

此外，看看當地的銀行還有提供什麼意想不到的服務，譬如保管箱：它們並不是只供人存放貴重寶物的地方，對無法取代的文件、家人的照片、以及下載在隨身碟上的家族史圖譜等重要物品而言，保管箱也是最安全的地方。

## 研究線上金融安全性

和專家談一談你的線上金融安全性。將密碼和更新過的身分安全認證資訊（註：譬如忘記密碼時需要回答系統設定的安全問題和答案、雙步驟驗證需提供的電子郵件地址或電話等等），寫下來以保護重要的資料。

在美國，人民可以前往 USA.gov 申請一本《消費者行動手冊》（*Consumer Action Handbook*），來學習如何保護自己免於受詐欺的傷害，同時也要確認依賴照顧的老年人，不會成為詐騙的受害者（台灣可洽 165 反詐騙專線）。

美國聯邦政府也在其網站：www.Ready.gov/financial-preparedness 上，對緊急災難的財物準備方式給予建議。可以下載聯邦緊急事務管理署的 APP，這個 APP 會導引前往不同的災難協助資源。同時，也可以下載由非政府組織 Operation Hope，以及隸屬聯邦緊急事務管理署的國民部隊所共同出版的《緊急災難救助手冊》（*Emergency Financial First Aid Kit*）〔台灣可至「中央災害應變中心」官網 emic.gov.tw 尋找相關應變資訊〕。

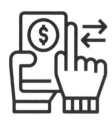

# 14

# 保護電子產品

評估網路安全，並為家中的電子產品做停電時的準備。

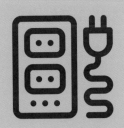

大部分的人都將自己的生活記錄在家用電腦上，所以沒有人會希望像家人的照片、重要的財物資訊、與他人的聯絡資料等等，消失在伴隨著暴風雨出現的閃電中。電腦本身就是個不便宜的物品，因此學會如何保護電腦與其資料不受斷電的損壞，是非常明智的舉動。

這裡有件很重要的事值得我們注意，就是閃電是自然界中威力最強大的力量，而且只有拔除插頭這個動作，才能讓電器用品倖免於難。因為暴風雨可以發生於你不在家，而無法拔插頭的時候，所以下面的第一個任務也是你最重要的工作。

## 備份重要的資料

身為一個作家，很多時候我所企圖完成的電子書稿檔案，都是匯集了幾百個小時的研究與努力成果。如果暴風雨摧毀我的電腦，對我來說簡直是天大的災難！所以每當我登出電腦時，都會將所有的資料轉移到隨身碟上、雲端或安全的伺服器上。

房子外側或地下室應該要有個網路介面裝置（network interface device）的盒子，可以將超過 300 伏特的遽增電壓導引至地面，而避免房子的線路受到閃電電擊而損毀。雖然裝了這個盒子是一個好的開始，但就算是稍低一點的電壓，還是有可能損壞電子用品。

第二層保護是突波保護器（surge protector）的裝置，也是我非常推薦使用的產品，雖然沒辦法保護電器產品受到鄰近的雷電攻擊，卻可以讓電壓不至於急遽上升。

最後一層的保護是 UPS 不斷電系統（uninterruptible power supply）的裝置，可以避免因斷電或停電造成電腦的供電中斷（其中也包括非常短暫的電力中斷），而造成寶貴的資料流失。

不過最好的防禦還是隨時注意氣象的變化。若是有發生暴風雨的可能，請將電子用品的插頭拔掉吧。但是有一點請注意：把延長線上的開關關掉是不夠的，必須將所有的電子產品的插頭自插座中（以及電話線路孔）移除。

## ● 網路安全

一個好的防災計畫，通常要包含網路安全。在電腦上安裝防毒和防惡意程式的軟體，並且要經常更新。同時，也要常常更換密碼，避免在不同的帳號上使用同一組密碼。

另外，對網路上的金錢交易要特別小心！安全的網站通常會在網址列的最前端有一個鎖頭的標誌，網址的開頭會是 https://（s 代表安全〔security〕）。

# 15

# 與孩子談防災

評估孩子在家庭防災計畫中所扮演的角色。

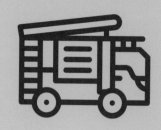

孩童不僅僅是「成人」的縮小版而已，與我們相較，他們可以説是完全不同的另一種生物。因此，災難的發生，儘管是不嚴重的小型災難，也可能對他們造成無法預期的影響。許多家庭把防災的生活模式，融入日常生活最主要的原因，正是因為這些父母希望他們的防災工作，能更符合弱小孩子們的需求。

## 緊急危機發生前

以不會嚇到孩子的方式，告知他們你的防災計畫。如果告訴他們，你把手電筒放在他們床邊，只是為了可以在夜裡停電時，仍舊能在看得見東西的情況下走動，他們就會接受這是家中的生活方式之一。在很嚴重的壞天氣即將來臨前，先告訴他們可能會看到什麼情況的發生，然後你們家已經準備好面對那些情況。

也可以順便解釋一下火、強風、大雪，和下雨都是屬於大自然的一部分，但是如果太多的這類自然現象在一次的風暴集中起來，就可能會造成家裡一陣子的停電或某些東西無法使用的狀況。

你也要和孩子談談救災人員和救生人員。因為小孩們應該要有與消防員、警察、和急救醫護人員實際面對面的經驗，這樣他們才不會害怕這些救命天使、他們的制服、或這些人所乘車輛的鳴笛聲。

如果你的小孩識字，可以在家中明顯的地方貼放一張核對清單，單子上提醒他們大人不在家時的停電注意事項。假如孩子年紀較小，能提供指引的相片則會很有幫助。此外，小孩通常喜歡加入團隊，所以指派他們做一些瑣事和雜務，會讓他們覺得自己屬於團隊的一份子。這裡還有最後一個建議：即使孩子可能會抱怨很無趣，你還是要舉行防火演習。經過越多的練習，孩子面對狀況的應對表現也會越好。

## 緊急危機發生期間

即使經過準備與練習，在災難和危機發生的期間，孩童還是可能會相當害怕，尤其是當他們看出你的忐忑不安時。所以面對孩子，你所能做的最重要的事情就是保持冷靜。

此外，有些孩童在遇到壓力可能會變得亢奮，而且很不正經，有的卻可能變得封閉，並且悶不吭聲。如果平常就能夠多注意孩子面對焦慮時所顯出的反應，就可以在他們需要時給予額外的協助。

當暴風雨在屋外肆虐時，不要指望孩子會乖乖地睡在自己的房間裡，因為他們會被狂野的想像力所影響。假如他們和你分享一些異想天開的想法（譬如房子會被深深地埋在大雪中，然後你們就會被困在屋裡而無法逃出），不要忽視他們的恐懼，讓他們盡量地表達自己後，再告訴他們實際可能會發生的狀況。

在大型風災或其他危機發生的期間（以及過後），記得把小孩帶在身邊，甚至是（或特別是）那些通常較獨立的孩子。小孩們比較不可能辨明危險的情況，因此他們較可能冒險接近看似有趣的事物。

此外，孩童跟成人比起來，他們幾乎對外界的所有事物，從空氣中的毒素到氣溫的溫差大小，都會產生有較極端的反應，所以感染疾病的速度較快，而且感受到痛楚也會較強烈。這些都在在表示，在非常時期更要小心地注意孩子。

## 緊急危機發生過後

創傷後壓力（Post-traumatic stress）在人群中很常見，而且更多是發生在孩童身上。和成人相比，孩子有較少從痛苦、難忘的事件中走出來的經驗，而且他們也比較難完全理解究竟發生了什麼事。

此外，他們常常暴露在新聞對悲劇事件不間斷的報導之下，卻沒有機會獲得對事件發生的背景資訊的探討。需要保護年紀還小的孩童，免於受到尚且無法理解的非必要資訊的干擾，特別是關於那些圍繞在他們的學校和社區中的事件。

另外，需要考慮孩子們是否真的有必要知道或看到，電視上關於人們悲傷和死亡的所有細節。如果孩子因此回復一些幼時的舊習，

譬如尿床或愛吸姆指，不用感到太驚訝。還有，就算是緊急狀況過了，可能還是需要在孩子們睡覺時為他們留一盞小夜燈。讓孩子知道家裡發生的狀況。如果需要緊急撤離，告訴他們今晚計畫落腳的地點。此外，盡量回到正常的作息時間，越快越好。

同時，試著維持平常就會從事的活動，譬如睡前的說故事時間或宗教活動、睡前禱告等。其他平日所習慣的事物，甚至是學校的作業，也可以帶來令人歡迎和熟悉的家庭生活連結。提供孩子處理自己情緒的各種不同管道，可以鼓勵他們藉由畫畫或說故事的方式，來呈現記憶，並且提醒目前是處在非常安全的狀況中。如果孩子在災難過後顯現出任何焦慮的症狀（睡眠障礙或做惡夢、進食困難或分離焦慮症等），請尋求專家的協助。

### 替孩子準備額外物品

除了一般的防災用品，如果你有小孩，可考慮準備額外一些物品。非電子類的娛樂物品，譬如桌遊、紙牌、拼圖和美術用具，都能消磨時間。此外，急救箱也要包含針對孩童的治療藥物，例如口服補水處方和其他藥局可買到的醫療品。

如果能加入他們平常就喜歡吃的安心食物，也可減輕用餐時的壓力。倘若碰到要緊急撤離的情況，帶一些孩子心愛的物品，像動物娃娃，或最喜歡的毯子，在安撫上會很有幫助。

# 16

# 為寵物做準備

防災資料夾裡也要包含一頁寵物的資料。

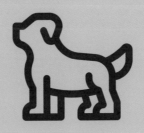

對很多人來說，寵物就像自己的家人，所以我們的計畫，如果沒有像包含本身需求般的也涵蓋寵物的需要，就稱不上是完整的防災計畫。絕大部分的寵物，對維持心靈愉快與身體健康的要求並不多，牠們的需求包括食物與水、大小便的場所、運動、與陪伴。

## 寵物需求

或許你的寵物也可能有其他的需求，譬如經常使用某種藥物或得每日替牠們梳洗，大致上來說，下列這些事項是必須為牠們準備的。

### ● 大小便的處理方式

顯而易見的，對貓來說這點容易多了，只需要準備額外的貓砂就可以了。大型狗的話可能會比較麻煩，因為需讓牠到戶外走一走才行，而且得準備袋子撿拾牠的排泄物。

### ● 食物

我的貓不喜歡牠的飲食內容受到改變，所以我們把好幾包牠喜歡的乾糧，放在儲藏室內的有蓋儲物箱裡。當牠需要更多食物時，我把放了最久的那包拿出來，再補一包新的放進去，用永久性馬克筆將保存期限圈寫出來，下次更容易找到該取出的那包。

### ● 水

我為我的貓儲水，就像我為其他家人儲水一般。

### ● 運動

如果你有隻精力旺盛的小狗或大型狗，就要考慮讓牠從事消耗體力的活動。假如附近有許多雜亂的垃圾，或者周遭環境看起來不太安全，帶狗出門時就要用短的牽繩。如果你有車庫或地下室，或甚至是休閒娛樂室，可以在休息時和狗狗玩你丟我撿的遊戲，這樣至少可以讓牠不會太過無聊，或者精力過剩而無處發洩。

### ● 陪伴

在非常時期，你的寵物也許比平常需要更多的關心。動物通常對周遭人類的情緒非常敏感，所以你可能會發現自己約 45 公斤重的黑色拉布拉多犬，因為焦慮，而一邊坐在你的腿上一邊發抖，這時就是向牠表現溫暖關愛的最佳時機。

## 提早做計畫

如果你仍然待在家中，就可以輕易地提供寵物所需要的物品。然而，如果你需要緊急撤離，情況可能就會變得複雜許多。假如一定

得撤離，而且家人的性命有危險，有可能需要將寵物留下來。如果你有提早計畫，應該可以找到在緊急狀況時收留寵物的地方。撥個電話給當地的防災準備機構，來尋找寵物友善的庇護所或旅館；也可詢問你的獸醫師，因為他們手上可能有一些這類機構的名單。

此外，要替每隻寵物準備牠們個別的運輸籠，而這種外出提籠，也是可以在車庫拍賣中搜尋的東西。如果沒有這些東西的話，將有夾扣式手把的塑膠收納箱的側邊，鑽一些小洞也能夠勉強使用。請記得要用永久性麥克筆，在每一個箱子寫上寵物的名字、你的姓名和地址、以及聯絡方式等等。

如果你的狗會咬人，記得附上牠的口套。絕大部分的收容所不接受凶猛的犬隻，而有些甚至不接受某些被視為凶惡品種的狗。

## 看顧好寵物

很多動物有對天氣變化敏感的天性，而且甚至能夠事先察覺即將發生的地震。如果你的寵物表現得有點異常，把牠們帶進屋子裡並留在室內。就算有看似堅固的遮蔽處，把受到驚嚇的寵物留在戶外，可能會讓牠們變得緊張不安、甚至具有危險性。如果你的狗顯得很焦慮，要格外小心注意在牠附近的幼童及其他寵物。

在風災過後，你很自然的會想讓寵物出門走動，尤其是居住的地方沒有使用動物牽繩的規定時，寵物可能已習慣在庭院裡自由地奔走，但是此時千萬不要這樣做！動物天生就具有強烈的好奇心，因此要防止牠們接觸散亂一地的垃圾，或受到破碎的玻璃、及其他危險垃圾的傷害。斷落的電纜，就是個特別危險的物品。

此外，如果周遭的情景對你的寵物來說，與平時相比顯得很不正常，牠們可能會有適應的困難。因為氣味和景色或許都因為災害而有所改變，所以即使是從前很熟悉的環境也變得相當陌生。

在這種狀況下，就算是脾氣非常溫和的動物，也可能會變得比平常來得難以預測，而且平日溫馴的動物若因此變得具有攻擊性或帶有戒心，這種情況也不少見。請記住，動物的行為基本上完全受到牠們的直覺所支配。

我在寵物這個部分可能偏重在對於貓與狗的照顧，因為大部分的人的寵物是這兩種動物，但也有很多人養其他奇特種類的寵物。動物收容所或許很樂於照顧你的貓，但可能對接收寵物蛇持保留的態度，所以如果有比較不尋常的寵物，要思考如何在緊急危機中照顧牠們。

此外，若有其他養在戶外的動物，例如雞、羊，或者馬，也要考慮牠們的安置問題。倘若有數量較多的動物，應該制訂一個應急照顧方案。

## 準備寵物清單
. . . . . . . . . . . . . . .

　　如果需要將寵物暫時留在收容所中，這張清單裡有你應該要準備的必需品。最前面的兩樣物品，要放在防災資料夾中。

近照（至關重要，
如果寵物走失的話）

疫苗證明

項圈、吊牌（最
好是有反光功能
的）、和牽繩

必須使用的藥物

貓砂盆和貓砂
（貓咪用的）

外出提籠

睡墊或毛巾

最喜歡的玩具

寵物的簡介，包括牠的
名字、喜歡和不喜歡的
事物、以及其他特殊的
安全顧慮

食物（還有額外的水，
尤其是只有部分乾淨飲
用水的話）和食器

# 17

# 保持對外聯繫

制訂一個家庭通訊計畫，讓你在非常時期與家人的聯繫更簡便。

上星期五晚上我們這裡停電了，其實我並不感到驚訝，因為在好幾個小時前就開始下雪，接著又颳起強風，所以地面上滿是大大小小的樹枝。當我一點亮颶風燈，而電池式的電子蠟燭也自動點亮後，我馬上便抓起了電話想打給兒子和媳婦。因為他們才剛迎接一個小生命的到來，所以我想確定他們有準備好暖氣和照明設備。哎喲！我手中的電話只傳來一陣沉默，因為我們的家用電話要有電才能使用！還好我事先已經把手機都充好電了。

我們在生活中已經習慣即時掌握訊息和隨時可以聯絡到他人，所以一旦失去那些既有的聯繫途徑，那種感覺可能幾乎比任何其他會在災難中發生的事，還要讓人感到痛苦。

我記得曾經看過的一張照片：照片的拍攝時間是 2012 年颶風艾琳（Hurricane Irene）侵略美國東岸的時候，而拍攝的地點是在紐澤西州一家餐廳外的人行道上。餐廳的老闆很好心的拿出他的發電機供人們使用，讓有需要的人可以替手機和筆記型電腦充電。那些等著和家人與朋友聯絡的人，在長長的隊伍裡排隊等待著。

每個被訪問的人都提到他們覺得自己像斷了線的風箏似的，而且感覺非常不安，同時在無法確定心愛的人是否平安之前，感到一切都無所適從。所以，如果現在就開始計畫，如何應對之後可能會喪失的一般聯繫管道，一旦災難發生了，就可免除上述的憂慮。

## 編輯一份聯絡名單

我不知道現今任何 30 歲以下的年輕人，有誰會持有紙本的聯絡地址電話簿。如果你尚未在防災資料夾裡加上聯絡人清單的話，請現在就著手準備吧！

假如你住在公寓裡，或者與鄰居彼此熟識，可以設立電話樹（phone tree）這種聯絡方式，讓你們可以確定彼此的安全，以及在有困難時尋求幫助（註：電話樹基本上是由一連串的聯絡人與電話構成的。當有某種訊息要傳遞時，A 打電話給 B，B 打給 C，C再打給 D 等，以此類推。這種聯繫方式不但方便，同時也可避免一個人負擔太多的聯絡工作）。可將這種名單放進資料保護袋裡，送給有需要的鄰居。

## 家用電話

家用電話已經變得不像以往一般常見了。如果你還有家用電話，請考慮不要使用需要電力運作的那種類型。一般的電話機可以在手機收不到訊號時使用，但別忘了那些無線型的電話在停電時是無法使用的。建議可以安裝來電轉接服務，讓打到家裡的電話轉接到你的手機上。

## 手機

因為我們家的人口眾多，所以設定了電話樹這種聯絡方式。這樣一來若有任何人有需要協助的地方，大家都知道該聯絡的對象是誰。此外，每個人都將重要的電話設定在快速撥號的功能裡，而已經有手機的孩子們，也都知道如何使用快速撥號。

另外，我們也建立了一個供緊急狀況使用的簡訊發送群組，所以一旦有任何緊急訊息，每個家人都會同時收到通知。

請養成在出門前將手機充好電的習慣，每個有手機的人也應該要準備一個行動電源。想要讓手機電池續航力維持的更久，就得將螢幕的亮度調低，並且關掉不須使用的 APP。

在台灣及美國，你都無須安裝任何 APP 來接收當地政府所發出的無線緊急警報（wireless emergency alerts，簡稱 WEA），因為這些訊息會由有參與這些服務的電信業者，在受緊急災害影響的地區自動發佈（詳情請見：ncc.gov.tw）。

如果沒有做以上動作的打算，至少準備一張預付卡和一支便宜的手機專供緊急狀況使用。不過有些預付卡有使用期限而需要付費更新，所以請務必了解使用規範，並且確認預付卡處在有效的狀態。

### ● 在災難時撥打電話

如果發現電話線路不通，其實這是危難發生時可預期的狀況，這時候可使用傳簡訊的方式，因為跟打電話比起來，傳簡訊需要較少的傳輸流量，所以對方較有可能收到訊息。

如果不斷地嘗試撥出電話，但就是無法接通，請不要持續地按重播鍵，可以稍等 10 秒鐘，這樣做能讓訊號有暢通的機會。此外，請記住這一點：無論你在災難中有多想和親人持續講電話，因為通訊的頻寬畢竟有限，所以請盡量長話短說，讓別人也有打回家報平安的機會。

### 行動電源

行動電源（portable charger）不論是在旅行途中或停電的時候，都是另一種替手機充電的很棒方式。這個裝置有許多不同的牌子和大小尺寸，而且最基本的款式只要不到 25 美元就買得到了。我曾經有兩次類似的經驗，在匆匆忙忙的離家時，發現我的手機快沒電了，這時候行動電源就成了我的救星。

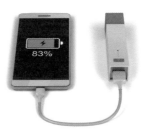

## 家庭安排計畫

找個住在外縣市的親戚或朋友，擔任你與家人的中間聯絡人。因為有時在當地的電話線路不通時，長途電話反而打得通。你也要對小孩的學校或托兒所的緊急災難計畫進行了解，以及確保有值得信賴的親戚，可以在你無法親自去接小孩時，去幫你帶他們回家。

另一件重要的事就是規劃一個集合的地點。如果因為發生任何狀況，導致你和家人無法回家，你們可以在預先講好的地點碰面，而靠近孩子們托兒所或學校的地點最為理想。此外，和孩子們一起找一個可靠的鄰居，如果孩子們回家後發現你無故不在，他們可以暫時待在這個鄰居家裡。最後，確認所有的家人都知道如何撥打、和何時該撥打 110 緊急電話。

---

### 供家人聯繫的臉書（Facebook）

如果你有使用臉書，那麼設立一個專供家人使用的私人群組，是件很容易的事。這替你和那些相隔兩地的家人，提供了另一個聯繫和報平安的途徑。假如你不喜歡臉書，也可以使用其他你偏好的社群網站或程式，譬如 Whatsapp、Line，或試看看有沒有其他比較符合需求的聯繫方式。

# 18

# 保護
# 頭、手、足

////////////////////////

清點家中所有的帽子、手套、鞋子和靴
子。不論處在什麼季節，都要隨時為突
發狀況做好準備。

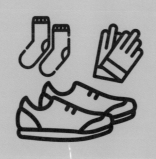

要為極端的天氣好好準備。有能力在嚴冬或酷暑裡存活，代表你可以災難中過得更安全，也有更強的適應能力。

你可以試著在換季拍賣時，用很好的價錢買到合適的衣物，雖然可能還是得在這些衣物上花不少錢，但如果你必須在寒風凜凜的狀況下於戶外工作，或者只能待在暖氣有最低限度的室內，就會覺得投資在這些裝備上的花費是絕對值得的。

## 帽子和手套

我們身體的熱能很多都是經由頭部所流失，為了解決這個問題，帽子是至關重要的物品。無論是在冬天裡保護頭部，或是在沒有暖氣的室內保暖時，一頂中等質量的帽子，像是針織帽或短毛帽，可說十分重要。

如果是極度寒冷的氣候，保暖頭套（註：也有人稱為搶匪帽）或其他可以遮蓋住耳朵、兩頰的有襯裡厚重帽子，則能對抗低溫和刺骨寒風。

帽子在炎熱的天氣裡也非常重要，因為可以讓你不會直接暴露在烈日之下，而發生曬傷的情況。適合夏天的帽子應該要有較寬的帽簷，而且最好附有帽繩以防被風吹走，你還可以在額頭上綁一條頭巾，阻擋汗水流入眼睛裡。

另外，在緊急災難發生時，你可能會比想像中的還需要手套。市面上有販賣各種不同布料和質量的工作手套，我建議購買不同種類和大小的手套，並存放起來。

皮革手套雖然很耐用，但是如果沒有襯裡的話，保暖效果就非常有限，所以請確認手套尺寸要夠大，才可以在天氣很冷時加入內襯。此外，要在濕漉漉的天氣裡工作，使用防水的手套是絕對必要的。至於剷雪專用的手套，雖然比較貴，但如需要也值得購買。

露指手套有兼具保暖和維持手指靈活性的優點。我個人特別喜歡那種附有翻蓋指套的款式，當你需要用到手指工作時，只要把指套往後拉起並固定就可以了。如果天氣沒那麼冷，便宜的彈性手套就足夠派上用場；而在非常寒冷的時候，針織的手套則可以用來當作無指手套的內襯。

## 靴子與鞋子

與其要花錢買衣物，不如把錢花在鞋子類吧！在危機時期，需要品質好、舒適、又已經磨合的走路鞋。倘若必須在崎嶇不平的地帶行走，登山靴就變得十分重要；鞋頭附有鋼片的工作靴，可以保護足部不受傷害；可替換襯裡的雪靴，則是在雪地裡工作的首選。

此外，根據氣候的不同，要準備舒適且已經磨合過的鞋子或靴子，放在車上給經常乘坐你的車的人使用。這點非常重要，因為如果你的車被困在某處，你（們）很可能需要走路去求援。

同時，請不要忘記你也需要襪子！襪子跟手套一樣：需要的數量會比想像中的要多，而且應該要有多種不同質量和布料的襪子。可以去體育用品店找排汗效果好的運動襪，因為如果你的腳處在潮濕的狀態，就會感到寒冷而不舒服。

在夏天時，薄的運動襪可預防水泡，也能保持足部的涼爽與舒適；但到了冬天，沒有什麼襪子比羊毛襪更好了！尤其是有吸汗襯裡的款式。專門賣滑雪用具和登山用品的體育用品店會有最好的襪子，但別說我沒事前警告你，它們的價錢可能會讓人望之卻步。

### 衣物和鞋類的保養

不是只有專業的裁縫師才能擁有針線包。這個包含大小不同的針，和幾卷不同質地、顏色的線的小包包，是值得花錢購買的好東西。另外，利用熨燙法黏附在布料表面的補釘、免縫衣物修補膠、和幾個別針等等，都可以幫助自己做一些小修補。

基本上，這是個「現在縫一針勝過之後縫九針」的道理：姑且暫時自己修補一件目前很需要穿的衣服，之後有機會再交給專門的業者處理。

鞋子的保養與修補組合也是值得購買的物品。請順便買品質好的鞋類防水產品、修固膠（Shoe Goo），以及幾副普通鞋和靴子的鞋帶吧！因為圓形的鞋帶較容易鬆脫，所以幾乎每次我們買了新鞋或靴子之後，都會把原本的圓形鞋帶換成扁形的鞋帶。另外，鼴鼠皮（moleskin）可以預防你的腳在新鞋磨合期長水泡。

在等待濕掉的皮鞋變乾的期間，避免將鞋直接與高溫接觸，而且等鞋子完全乾燥後，就盡快用鞋油或護革劑塗上保護層。將靴子的內襯拿出來，或將報紙或紙巾塞進靴頭的部位，也能讓鞋子及內襯更快變乾。

每到季末的時候，記得要把所有的外衣清洗或乾洗。同時，如果有該修補的地方，也要切記在這時修補好。衣物收納真空袋可以將像派克羽絨外套（Parkas）這種體積較大的衣物，壓縮至較好收納的大小。另外，將靴子清乾淨，並且做防水處理。最後，在把所有當季的衣物收起來之前，列一張需要替換的物品清單。

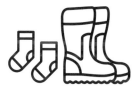

# 19

# 購物精打細算

編列防災準備的預算,根據一年不同時節購買特價商品。

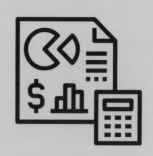

大部分的人都有「錢不夠用」這個問題。其實讓我對儲存食物和生活必需品開始感興趣的原因之一，就是因為擔心假如我或我先生失業了，我們的生活可能會有問題。我認為，只要不用擔心晚餐沒有著落，那麼其他一切應該都不成問題。

事實上，美國有好幾百萬人都有相同的憂慮，很多人都知道未雨綢繆是件多麼重要的事，但是扣除一般的日常開銷，薪水就可能已經不夠用來支付其他費用了，所以很自然的，人們就會忘記應該要儲備多餘的食物或買一盞油燈這種事。

我每個星期都會買幾樣儲備用的物資，而且常常在注意折扣和特價品。請記得，擺放清倉物品的貨架，是防災準備家庭的好朋友！

## 依據月份來購物

商家需要靠貨物流動來維持正常營運，如果貨品只占了貨架空間卻無人問津，店家就會虧本。現在因為網路購物的激烈競爭，靠實體店面營業的商家非常需要顧客上門光顧。雖然這種情勢對商家不利，但是身為消費者的你，卻可以因此在以下兩個地方受惠。

第一就是店裡用來招攬顧客的低價商品：商家願意在這些商品賺取零收益，以換取在其他貨物上獲得較高的利潤。只要你多留心些，

往往可以用很划算的價錢買到想要的東西。第二個則是節日後的折扣商品，一旦節日過後，店家都得將所有和節日相關的商品販售出去，因為他們沒有多餘的庫存空間，可以將這些東西留到明年再賣。

此外，很多促銷的月份都會根據節日或消費者的購物習慣而有專門的主題，為了推廣這些主題，相關的物品也比較可能會有折扣，這也是能省下更多錢的另一種方式。我在這裡按照月份的順序，將有最多折扣的商品和你們分享。

## ● 一月

一月是全國燕麥月，我甚至曾經以平時一半的價格買到燕麥！這個時候也可能看到冬季外套開始有清倉拍賣了，尤其如果那個冬天是暖冬的話。同時，較大型的藥局也會對感冒藥、流感藥，以及維他命做折扣。另外，一月在傳統上是「白色」物品的特價季節，像床單、被單、毛（浴）巾和毛毯等等，在這時買都比較划算。此外，可以在清倉貨品區找到聖誕節相關的蠟燭和糖果。

## ● 二月

二月是全國罐頭月和全國熱早餐月，這是可以找到特價大箱燕麥片，和其他有折扣的燕麥片的最好時機。通常農曆春節也落在這個月，所以可以看看有沒有醬油、日式照燒醬、麵條、荸薺、和其他用來煸炒的混合蔬菜等有沒有特價。

還有，別忘了巧克力！你要等到 2 月 15 號（情人節的隔天），才可以搶到最便宜的價格。最後，冬天的衣物在這個月會有最多的折扣，所以可以在這時將大衣、帽子、手套和靴子等買起來。

## ● 三月

三月是全國冷凍食品月。一般來説，不需要購買冷凍食品作防災準備用，但是如果有食物乾燥機的話，可以將便宜購入的冷凍食品經乾燥處理後做長期保存。此外，我有看過一些冬季的鏟雪用品在這個時候清倉特賣，像是雪鏟和岩鹽，可以試試看你們當地的五金行裡有沒有這些特價品。

## ● 四月

四月是買折扣烘焙材料的好時機，譬如椰子粉和巧克力豆，有時候也會看到烘焙用的預拌粉同時在做特價。由於這是最後一波的冬季清倉，所以冬衣的選擇可能會非常少，但是絕對可以撿到最便宜的價格。同樣的，二手服飾店會在這時做冬季衣物出清，所以可以找到超低價的衣服。

此外，因為地球日也在四月，所以會發現有機食品、省電燈泡、手搖式手電筒等等在這時比較便宜。別忘了，復活節後的糖果都會有特價！而且可以存放很久。

## ● 五月

五月時可以找到因陣亡將士紀念日（Memorial Day）而打折的野餐用品，所以像紙餐盤、餐巾紙，還有調味品、防蚊液和防曬乳等等，都是可以買來存放的物品。另外，為了慶祝五月五日節（Cinco de Mayo），莎莎醬和墨西哥玉米薄餅等都會在此時有最低特價。

這個時候也是開始準備購買植栽用品的好時機。如果錯過這個機會的話，好東西可能都已經被挑走了（註：美國陣亡將士紀念日在五月的最後一個星期一，起源是紀念所有因戰爭而死亡的將士；五月五日節是紀念墨西哥於 1862 年以寡擊眾地打敗法國軍隊侵略的特殊日子）。

## ● 六月

六月是全國乳製品月，所以碰到長期備糧類食品的折扣機會並不多，但是仍然可以找到便宜的木炭和野餐用品，而露營用具也可能會有特價。這時候季節性的產品，從超市到農夫市集比比皆是，所以如果想嘗試製作可以長期保存的食物，現在正是時候。

在這個月裡，因為開學採購（back-to-school shopping）陸續開始的緣故，可以找到很多低價的辦公文具用品。至於衣服類的商品，在這時的價錢通常都是居高不下，所以如果可以等到開學後的隔天再買，價格會便宜一些。

## ● 七月

七月是渡假的季節,所以除了生鮮蔬菜,很少看到有什麼商品在做促銷,但某些時候可以看到比較多的車庫拍賣和私人拍賣會。另外,七月也是全國冰淇淋月(雖然冰淇淋不能作為防災食品,但我覺得還是可以買來吃,過過癮)。

## ● 八月

八月會有夏季商品的季末拍賣,像是太陽眼鏡、防曬乳、防蚊液和夏天的衣服等。即使店裡會有開學採購折扣,秋冬衣物的價格在這時往往是全年最貴的。此外,為了挪出空間給冬季的運動用品,露營商品會有出清特賣。

因為此時是農作物收穫的旺盛時期,所以可去五金行或農具用品店找找看製作罐頭的便宜用具。同時,這也是儲備種子的好時機!我曾經用半價買到種子。只要適當的保管,這些種子放很久都不會壞。還有,培養土和泥炭盆也會在這時有折扣。

## ● 九月

九月是全國防災準備月。對像我這種把防災工作時刻銘記於心的人來說,這是夢寐以求的時刻!又因為這時的當季蔬果實在很棒,所以這是我一年當中最喜歡的月份。在這個月裡,可以把你在七月和八月時沒用到的儲備預算去百貨公司、運動用品店、和以「準備者」(preppers)為主要客戶的線上購物網站等消費吧。

（請容我在這裡澄清一下，我非常不喜歡「準備者」這個名稱，因為它已經和大驚小怪的人、孤立主義的心境視為等號。對我來說，「準備」並非如此狹義和負面，而是具有社群互助的傾向這種意義。我所做的準備工作是為了可以提供鄰里居民和有志一同的人必要的資源。

而我想要幫助他人做防災準備的原因是，只要我們一起共同努力，就更有能力來面對災難與在其中生存。我不怕鄰居會來跟我要東西，相反的，我倒希望他們有需要時可以過來敲我的門，但同時也希望在我有需要時，他們能對我伸出援手。）

## ● 十月

十月是烘焙用品開始出現折扣的時候，因為重要節慶的腳步就快要接近了，罐頭南瓜和淡奶（evaporated milk）會在這時出現折扣，如果看到很便宜的價錢，我甚至會買上好幾箱。同時，這個月也是全國領養流浪狗月，也就是說有時候寵物糧食會有特價。另外，雖然會看到一些糖果在做促銷，但還是等到萬聖節過後再買，才會有最好的價格。

## ● 十一月

十一月時烘焙用品會持續有特價，但是這個月的折扣冠軍是火雞肉！我曾經一次買好幾隻火雞，然後將肉和肉湯做成罐頭，也可以

多買幾盒火雞填料（stuffing）和脫水馬鈴薯存放起來。同時，這個月也是買煉乳、咖啡、茶、和熱巧克力最好的季節。大衣和外套在這時的價格都非常高，所以除非有特別需要，就等到二月清倉時再買吧。

## ● 十二月

十二月裡可以看到一些價錢相當不錯的罐頭，但大多數的時候，我不會選這個月特別去購物。對我來說，在漫長的冬夜裡應該要待在家裡休息，然後趁這段時間多讀幾本好書。

### 可以在二手店尋找的十樣物品

即使你很努力地清理衣櫃和整理收納空間，可能還是有 n 樣東西是防災準備中缺少的。當然，並非每件物品都需要購買全新品，所以不妨利用別人整理自家物品的機會，來找尋這些需要的東西。

- 颶風燈
- 露營用具
- 蠟燭
- 鑄鐵鍋
- 製作保存食物（罐頭食物）的工具
- 工具
- 廚房用具
- 書籍
- 罐頭瓶
- 植栽器具

# 20

# 買大省大

將你所在地的團購社團或合作商店、量販店、和農夫市集等列一張清單,計畫一場購物之旅,讓你能夠在把食物櫃塞地滿滿的同時也能節省荷包。

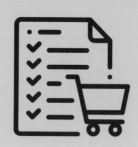

每個人對購物都有不同的迫切考量，但是對絕大部分的人來說，價格往往是最重要的因素。當然，有些人注重的是方便性，也有些人是著眼在環保方面，希望購買的東西減少過度包裝來降低對環境的傷害。在儲存物資的同時，又能夠做到以上這三點，就必須採用大量購買的方式，有好幾種不同的方法可以讓你買大省大。

## 經常注意折扣

我使用線上個人化的價格追蹤網站，來決定某樣商品是否已經達到最低售價，然後在價格最低時大量買進所需要的物品。比方說，我知道能夠以每盒 0.88 美元的最低價格，買到一盒 16 盎司重的義大利麵。因為我一年的使用量是 52 盒，那麼就會等到最低價出現後，再一次買齊這 52 盒的義大利麵。在這之後，我只需要等到又有折扣時再購買足夠的義大利麵，來補齊已經用掉的數量，而這些折扣通常是每三個月會出現一次。

有些消耗品一旦用光了就很麻煩，像衛生紙、牙膏、肥皂、和洗髮精等等。這些物品價格並不高，而且如果因為有暴風雨讓你無法上街購物，這些往往都是你最不希望臨時用光的東西，所以追蹤你使用某些物品的用量與時間，譬如說衛生紙，是非常值得做的一件事。

假設一個 4 人的小家庭每星期用掉一包 4 卷的衛生紙，那麼去量販店買一組 72 卷的衛生紙就是個好主意。如果能分著好幾個月、

一共購買四次這些分量的衛生紙，就能滿足一年份需求的存量了。然後，只要每隔三個月就補齊用掉的一組，你家就永遠都會有夠用一年的衛生紙。

## 大量購買

有些東西在大量購買時可以省不少錢。譬如説，一袋 5 磅重的麵粉在促銷時大約是 2.50 美元，也就是説一磅是 0.50 美元；但一袋 25 磅重的麵粉是 7.98 美元，一磅僅要 0.32 美元；在大型量販店裡，一袋 50 磅重的麵粉，其單磅價格還會更低！因為我每星期大約會用掉 5 磅重的麵粉，所以買一袋 25 磅重的麵粉不但可以省錢，而且手邊隨時都會有多的麵粉。

我曾經向我們當地的一間超市，詢問可不可以大量購買我們很喜歡的某種莎莎醬，我所得到的結果是，如果一次買一整箱，他們就會打七折。一間店面不大的商店，雖然沒有可以容納大量產品的庫存空間，但還是能向廠商一次大量訂購以節省成本。大部分的獨立商店都會願意提供這種服務，但可能會要求訂購時就先付清貨款。

另一個省錢的方式就是買超市量購箱（bulk bins）裡的商品，我用這種方式買很多各式的穀類、水果乾和堅果。有些商家甚至會讓你使用自己的容器來盛裝食品，進而減少包裝和製造垃圾的機會。

經由量購箱販賣的食品，都有很不錯的價格，而且這些食物的庫存時間也很久，是個購買防災食品的好管道（註：量購箱在美國超市裡很常見，這些透明的塑膠箱裡多是散裝的乾貨。消費者在選擇要買的商品後自行秤重，再與其他商品一起結帳）。

加入食品合作商店（co-op）〔類似台灣的合作社〕，可以提供許多機會應用上面所討論過的策略。團購的方式可壓低貨品的價格，而且能和朋友一起團購商品。你可以加入現有的合作商店，或是自己創立一個。不過，不同的食品合作商店會有不一樣的架構。我曾加入的一個合作商店是由某個特定人士負起所有的工作，正因為如此，她會比別人享有更多的優惠。她的車庫幾乎像個小型商店！我會在線上跟她訂購，在送貨的當天，帶著錢去她家取貨。

## 加入群組

我也曾加入另一種必須參與共同工作的合作商店，在這裡每個會員都要加入秤重與包裝的作業。然而，你會需要一個專門處理這些工作的空間，以及足夠的人員來分擔所有的工作事項。通常這些合作商店的安排都是非正式的，而且往往是在已經存在的團體組織裡發起，譬如教會，或是那些小孩在家自學的家庭。

我還有參加過另一種設有電話樹的團購群組，如果我們其中任何一個人在購物時發現很棒的特價商品，會發簡訊給群組內的所有

人，而這個購物者會替有意願的人購買商品。這種方式適合人數較少的小團體，因為一旦成員超過四或五個以上的家庭，購買工作就會變得很麻煩。

## 支持當地的農民

最後一個大量購買物品的方式，就是尋找當地出產的農作物，並直接向農夫購買。我在秋天時會買一袋約 23 公斤重的馬鈴薯，並存放在根菜作物窖裡。我也會在路邊攤買玉米，然後做成罐頭；也曾向農夫大量購買蘋果、梨子、和桃子等水果。

如果自家種的水果收成不多，我們會花一天的時間去採買大量的水果，再帶回家做必要的處理工作。我只要花幾個愉快的小時，就可以將所買的約 5 公斤藍莓，變成一整年份的藍莓醬。

### 別急著加入會員

在你加入量販店的會員之前，可以要求他們先給你一日通行證。也能和一個擁有會員的朋友，一起去看看這些店是否符合你的購物需求。我曾經加入某個離我家一小時車程的量販店會員，但是因為我非常少去那裡購物，所以會員費就這麼白白的浪費掉了。

# 21

# 種一個小菜園

在紙上勾勒出院子的平面圖，試著至少
種一些食物。

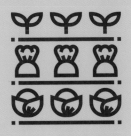

你可能會有點疑惑，菜園和緊急災難家庭準備計畫有什麼關連？我會這麼做當然有合理的理由。很明顯的，你不可能為了做沙拉，而在暴風雪時衝向菜園去摘一顆番茄，而且如果有龍捲風來襲，菜園大概也會被強風攪得亂七八糟。

在很多社經活動都停止時，有一個小菜園可讓你的生活產生天壤之別。當蘇聯政府在 1991 年垮台時，很多人是依賴女性在院子裡的小菜園種植的蔬菜而存活。這些蔬菜包括蕪菁、馬鈴薯、甜菜根和甘藍菜，它們都具有豐富的營養和足夠的熱量，而且可存放在地窖內。

植栽是一個很廣義的名詞，你不需要擁有很大片的土地、耕耘機、或花一輩子的勞力在上面。實際上，最適合你的菜園大小，應該要是自己能力能夠勝任的大小。當然，你也可以在窄小的院子裡開闢一個小菜園，而陽台上的種菜盆、甚至廚房的流理台、或窗台上，也都是能種一點東西的地方。

我所種過最可靠和最成功的作物，來自我長年利用梅森罐培育的種子，而且我都是用廚房櫃子的空間從事這件工作（請參考 P151，室內種植法）。

我的戶外菜園裡並沒有什麼特別花俏繁複的植物，我也通常不會嘗試種太多不尋常種類的蔬果，或者頻繁地改變種植方式。我把種植的類別壓縮到最有利用價值、最可靠、和最富營養價值或熱量的蔬菜，然後趁新鮮時就食用，或者保存起來，留到冬天再享用。

因為考慮到保存的問題，我比較少種需要在收成後進行冷凍的作物，譬如青花菜，而是集中在可以乾燥處理或儲藏於根菜作物窖的蔬果類（請參考 P155，學會保存食物）。我的目的是想提供一些可以完善利用戶外空間的選擇，而且許多我所建議的作物，都只需要陽光充足的小空間，或是種植在高出地面的小圍床上。

## 適合種植的蔬果

### ● 香草類

香草菜園非常容易架設，而且只需要非常小的空間，就可種植滿足烹飪需求的各式香草。如果有可能的話，可向親朋好友取得那些可扦插或分株繁殖的香草類。許多可用來烹飪的香草也具有醫療功效，而大部分的香草可單獨、或與其他香草混合起來製成茶飲。如果想更了解，不妨參考蘿絲瑪麗‧葛萊斯達（Rosemary Gladstar）的著作《讓你活力四射的健康香草茶》（暫譯，原書名為：*Herbal Recipes for Vibrant Health*）。

### ● 蔬菜類

即使只是一個小小的菜園，也可以種植一些滿足你需求的食物。如果你是個植栽新手，那麼不妨選一、兩種很好上手，利用價值高的農作物。

像我就種羽衣甘藍，因為它是含有最多營養的蔬菜之一，而且也是我們全家人的最愛。只要幾株羽衣甘藍，就讓你從四到十一月間都有深綠色的蔬菜可食用，而且如果種在有遮蔽風雨的場所，就能存活更長的時間。另一種我很喜歡種植的蔬菜就是番茄，通常會種足夠的分量，可用來製作大量的番茄糊和莎莎醬。倘若碰到收成特別旺盛的一年，甚至還能做番茄醬和烤肉醬。

## ● 可食用的景觀植物

水果樹、莓果灌木、蘆筍、大黃等等不僅美觀，而且可以作為當季蔬菜或製作成長期存放的食物。大蒜也是很容易種植的作物：只要栽種一小塊就會有源源不絕的大蒜可使用，同時每年都會有很多的蒜瓣可再度利用。

### 種植可以拌在沙拉裡的蔬菜幼苗

把買回家的那些包裝蔬果用的塑膠盒廢物利用，化身為迷你溫室。在底部打幾個供水流出的小洞，把盒子放置在防止水溢出來的托盤上。接下來將培養土放進盒子裡，再把混合種類的萵苣和菠菜種子灑在土壤表面；利用這些盒子附帶的透明盒蓋，做為溫室的屋頂。這些綠色蔬菜在幾天後就會開始發芽了！想要食用時，請記得一次只能摘幾片葉子。同時，不要過度澆水。

## 盆栽式的菜園

如果你家的院子很小，並不代表就無法栽種食物。只要選擇合適的種類，你就可以在陽台或屋後平台的盆子裡種很多的東西：譬如四季豆、小黃瓜等攀爬類的蔬菜，或攀緣在棚架上生長的南瓜屬植物，這些都是占地很小的蔬菜；甚至馬鈴薯也能用堆塔的方式來種植喔！

我曾經以長、寬各約 31 公分，高度約 124 公分的種植塔，培育出約 7 公斤重的完美馬鈴薯，可在 Youtube 上找到一大堆關於這個主題的影片（請搜尋「potato tower」）。

植物防寒用的冷床（cold frames）不僅不占空間，而且可以在我們渴望生鮮食品的冬季，提供豐盛的綠色蔬菜。只要利用幾塊木板和廢棄的窗戶，就能在一小時內做好一個冷床。在秋天時放進肥料和綠色蔬菜的種子，譬如野苣（mâche）、芥菜（mustard）和羽衣甘藍等等，就會開始生長。除了澆水之外，這些蔬菜不需要特別的照顧，並會繼續生長直到寒冬來臨為止；當春天再度到來時，又會開始發芽（請參考 P151，室內種植法）。

當然，我的院子並非你的院子，而我的生活方式與你的也不相同，所以你必須判斷與估計自己的狀況後，再決定菜園究竟會在防災準備計畫中擔任什麼角色。

另外，想想看有沒有地方，是可以種一小塊蘆筍田或一棵桃子樹，然後研究附近自己種菜的同好者，有沒有最喜歡的種子目錄。你們可以在訂一本目錄後，花一個美好下午的時間，邊啜飲茶邊列一張願望清單。

相信我，種菜會令人上癮的！如果你的自制力不夠，可能會發現自己正把一開始沒納入計畫區域裡的草都清除掉，準備將它變成種香草茶的花園！

## 需要的工具

如果決定將耕種食物納入防災準備計畫裡，不論選擇在室內或室外種植這些作物，以下都是植栽新手需要準備的物品。

**手持工具：**人類在沒有使用電動耕耘機的情況下從事農耕，已經有好幾千年的歷史了！所以幾乎可以靠雙手完成所有種植工作。如果種植面積只有一小塊，一把鋤頭、鐵鍬、小鏟子和鋼叉就夠了。

**園藝手套：**你會用到它們的！我建議你買好幾副備用。

**季節延伸設備：**加速種子和幼苗生長的熱床（hot frames）、冷床、防寒保護罩、甚至桌上型的小型溫室，都是延長生長季節的好方式。

## 室內種植法

讓我們繼續討論栽種食物這個主題吧！如果你擁有的種植空間僅僅是幾個窗台，或只是一張能夠放在日照下的桌子，這是不是表示能進行的耕種就很有限呢？

答案是肯定的。你沒有辦法在室內種馬鈴薯或番茄，因為這兩種作物都需要比較多的空間和陽光來生長，但還是可以種一些植物，替枯燥乏味的儲藏食物增添一點變化。

香草類大概是最容易在室內栽種的植物了。事實上，所有養在室內的綠色植物，都長得比會開花結果的植物來得好，只需比較少的陽光，也不用擔心植物授粉的問題。雖然絕大多數的香草類，都沒有可產生飽足感的熱量，但可替很多食物增添風味與營養。

另一個種植室內綠色蔬菜的簡單方法，則是使用通常丟棄不用的蔬菜根部來進行，可以將紅蘿蔔、西洋芹、菊苣、紅蔥頭、甜菜根的綠葉部分等等，放在淺的容器裡種植。不過請記得時常換水，而且要提供這些植物適當的日照。

雖然利用這種方式種植的收成並不多，但是這些綠葉植物具有豐富的營養和風味。另外，這對孩子來說，也是個很有趣的學習計畫。

## 簡單種植超營養的芽菜

就長期存放的食物而言，沒什麼比得過培育種子的芽菜和豆類。兩大匙的種子或豆子，可以在五天內長成約 950 公克的食物，而且其中所含的蛋白質、鈣質、鉀、鐵、維他命 B 群、維他命 A 和 C 等等，在新芽裡都要比在種子裡要多出很多。而且種子和豆類都是相當便宜的物品，存放起來也不占空間。

我個人非常喜愛苜蓿芽和青花菜芽。如果想在食物裡增添一點味道，蘿蔔嬰是個不錯的選擇。你可以找找看針對沙拉和煸炒而混合販售的芽菜種子，我通常是在 Sproutpeople 網站購買，也能在 Amazon 上找到不錯的選擇。芽菜無法存放，並且一定要趁新鮮時趕快食用。如果想要有持續穩定的蔬菜來源，每隔幾天就要「種」一罐新的芽菜，而且要盡快吃掉。食用方法除了加入沙拉，也可夾進三明治裡。假如想把它們放進一道烹煮的菜餚裡，則要在起鍋前再進行這道手續，因為芽菜類幾乎完全不需要煮過就可以吃了。

關於芽菜類的一個好消息是：它們非常容易種植！只要照著我這裡的步驟進行就可以了。我有看過很多新奇的芽菜種植系統，而且有些還會自動換水！如果你很喜歡廚房道具的話，想買一台當然無所謂，但是任何這類系統只要運作就會用到電力，而這本書的目的之一，就是要幫助你在缺電的情況下還能自給自足。我曾經只憑一個梅森罐、一塊薄紗棉布、罐口箍就種出了許多的芽菜。

## 需要的物品

- 1 個或多個約 1 公升大小的玻璃罐（梅森罐），以及罐口箍
- 2 大匙的種子或豆子
- 不含氯的水
- 一小塊方的薄紗棉布或細網

## 步驟

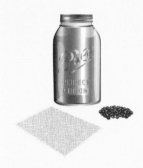

### 01

將罐子以熱的肥皂水充分洗過後並沖乾淨。

### 02

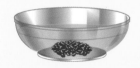

將種子以不含氯的水沖洗，如果自來水有含氯，那麼先將 4 公升大小的容器裝滿自來水後靜置 1 天，讓水中的氯氣逐漸消失。雖然有人建議用蒸餾水或純水來清洗種子，但我多年來都是使用自來水，而且這麼做並沒有造成什麼不良的影響。

## 03

將 2 大匙的種子放入罐子裡，並加入半罐高的
水，然後再將薄棉紗布蓋在罐口，利用罐口箍
將紗布固定，讓種子浸泡在水中 12 個小時。

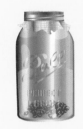

## 04

　將罐子裡的水倒出來，並將這些水留著澆花
用，因為水裡含有豐富的植物營養素。種子一
天沖洗兩次，並充分瀝乾。雖然種子需要在潮
濕的狀況下才能生長，但如果容器裡的水分太
多，細菌就會開始滋生。不用擔心自己無法察
覺到細菌的問題，因為種子會開始散發出不正
常的酸味。我通常是將罐子以傾斜的角度倒立
在一個碗中，並放進櫥櫃裡避免光線照射。

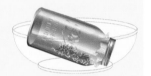

## 05

你在 24 小時內可以看到種子開始發芽，而再
過 4、5 天就能準備食用了。我會在進食的好
幾個小時前，讓它們暴露在光線中，這樣看起
來會更嫩綠可口。

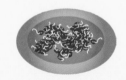

# 22

# 學會保存食物

研究一種你沒嘗試過的食物保存方法，
然後試一試吧！

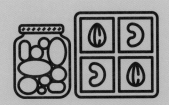

我在這本書裡討論了許多關於食物的保存方法，但是在這裡提供的訊息，並無法教你那些保存食物的相關技術。我的目的只在於談論保存食物方法的概略、所需的設備、以及如何將保存食物這件事融入危機應變準備計畫中。

其實保存食物這件事，幾乎曾經在所有不同民族的文化裡，都占有極其重要的地位，但是在冰箱、冷凍庫、以及外帶食物開始盛行後，保存食物也就漸漸開始沒落了。然而，過去十年裡健康飲食的風尚再度興起，於是那些想要吃在地有機食品的人們，開始自己種植食物，進而也重振了食物保存的風氣。

就本書的目的而言，請記住保存食物的源由：在豐衣足食的時候將食物儲存起來，以備將來的不時之需。換言之，這一切都是為未來可能的災難做準備。接下來讓我們談談食物保存的入門知識吧。

## 最簡單的方法

### ● 乾燥法

乾燥法可能是最古老的食物保存方法，它的原理是用溫熱和乾燥的空氣，將食物中的水分移除。在氣候適宜的地方，只要將食物放在太陽下曝曬就可以了。但是在其他一些地區，則必須將待脫水的食物掛在生火的爐灶上方，或掛在閣樓裡進行；但更常見的方式，

是以商業用食物乾燥機完成脫水的任務。這種機器的價錢高低不一,也常常可以在二手拍賣中出現。

那些比較貴的型號確實是一分錢一分貨,除了有恆溫器,也具有方便的設計、可以不用輪換食物的托盤等。我非常喜歡伊卡莉伯(Excalibur)牌食物烘乾機,覺得其效能遠遠勝過其他牌子的機器。

存放食物的根菜作物窖,除了需要低溫的空間和些許空氣流通之外,並沒有別的特殊需求。一些老式房子的地下室裡,常常會有一個圍在角落的空間,專門用來放適合儲存的蔬果類,像是馬鈴薯、紅蘿蔔、甜菜根、蕪菁、甘藍菜、蘋果、和桃子等等。

在適當的保存環境下,以上這些作物不僅能夠提供豐富的營養、風味和熱量,而且可以存放好幾個月,不論家裡有沒有停電。

## ● 乳酸發酵法（鹽漬）

乳酸發酵法是一種古老與低技術的保存食物方式,你所必須做的,就只是將鹽加入蔬菜裡,讓細菌(主要是乳酸菌)發揮其作用。

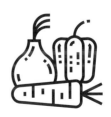

## 製作罐頭

很多想嘗試製作罐頭的人,都從含水罐頭開始做起,可以用這種罐頭做出果凍、果醬、還有醬菜等等。至於裝備的話,會需要一個罐頭鍋,一個很大的有蓋鍋子和盛放罐子的架子;也會需要罐頭瓶、瓶蓋、瓶口箍,和一本詳細的使用手冊。如果你有漏斗、鍋蓋舉升鉗、罐頭瓶專用夾等等物品,會讓作業程序更快又更簡單。

在植栽季節來臨時,常常可以在百貨公司或五金行看到成套的裝備特價出售,當然如果想要省錢,也能在庭院拍賣或二手店找到這些物品。

### 小心網路上的資訊!

我在網路上看過不少教人製作罐頭的指示,其中包括製作奶油和牛奶罐頭。如果國立食品保存中心(National Center for Home Food Preservation,美國機構)沒有聲明這一類食物製成罐頭後可以安心食用,那麼請不要輕易嘗試。

當我們學到更多關於食品安全的知識時,很難不摒棄許多過去食品製作的方式。請務必使用可靠資訊來源的最新資訊。

## ● 以高壓製作罐頭

針對酸性較低的食物像是肉類和蔬菜，必須使用壓力罐頭鍋。只要談到以高壓製作罐頭，許多人是聞風喪膽，他們對經由不當的罐頭製作過程而引起的死亡方式，感到無限恐懼，譬如肉毒桿菌中毒和鍋子爆炸等等。

我可以馬上告訴你：你真的想太多了！製作罐頭是一個非常簡單的過程，而且可以省下寶貴的時間和金錢，是一個能體現學習曲線的經驗。

如果有罐頭製作這類的相關課程，請報名參加吧！或請很有經驗的人給你個別指導也行，但要確認這個人具備罐頭製作和食品安全的最新知識。然後，在開始動手前，先閱讀關於這方面的好書。

然而購買壓力罐頭鍋，我會給你不是我平常會給的建議：別買二手貨！因為無法確定你在鄰居家閣樓上找到的罐頭鍋，是否有正確的壓力表，或者密封度是否完好。千萬不要拿你和家人的安全冒險！應該要購買財力所能負擔的最好的、有最新安全設計的裝備。

你可以在大部分的百貨公司找到合乎需要的罐頭鍋，或者在網路上找到更大的型號——那種可以傳承好幾代的鍋子。如同含水罐頭一般，製作時會需要罐頭瓶、瓶蓋、和瓶口箍，而如果有漏斗、鍋蓋舉升鉗、罐頭瓶專用夾等工具，也會讓你更輕鬆！

## 罐頭製作裝備

一定要使用專門製作罐頭用的瓶子，一次性使用的商業用瓶子，將無法承受家庭製罐頭的高溫與壓力。這些罐頭瓶可無數次的重複使用，但是大部分的瓶蓋和瓶口箍只能使用一次，唯獨 Tattler 牌的瓶蓋和瓶口箍例外。這個牌子的價錢雖然比較高，但是卻可被重複使用好幾十次。

一個裝備齊全的廚房，應該要有良好選擇的量杯和量匙、長柄杓、刮刀和大湯匙。我也強烈建議買負擔得起價格內最好的各式菜刀、磨刀器、一套不鏽鋼攪拌盆和木頭砧板。

另外，因為在製作過程中會接觸到極度高溫的熱水及金屬，所以良好的隔熱手套是不可或缺的工具。矽膠製的隔熱手套，是非常值得購買的廚房好物。

# 23

# 學習危機時期
# 的烹飪法

制訂學習計畫，以不使用電力的方式烹
煮熱食和熱飲。

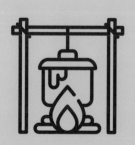

我想，要用一罐黏黏的常溫罐頭湯胡亂地應付過一餐，並不是什麼難事。不過在處理了一整天的災害善後事宜，難道你不會想來一頓熱呼呼的大餐嗎？還有，以玉米穀片搭配冷水調配的奶粉作早餐，也不是什麼大不了的事，但是我會比較想要吃淋上楓糖糖漿的熱煎餅。

要想將你的儲存糧食變成美味的餐點，完全取決於有沒有烹煮食物的管道。接下來，讓我們來看看適合你的烹飪方式吧。

## 瓦斯爐

如果你是用瓦斯爐來做菜，那麼只要有火柴就可以繼續使用，因為電子打火器是唯一一個會受停電影響，而無法運作的部分。雖然不能使用一般的烤箱，但還是可以利用爐上型烤箱（基本上它只是一個包住烤盤的金屬箱子，以加熱的方式來進行烘烤，對日常生活來說是個很不實際的物品）。

運用瓦斯爐的關鍵在於，拉長燃料使用期限越久越好！而這正是我儲存很多豆類罐頭的原因：雖然乾燥、未處理過的豆子比較不占空間，同時價格也便宜很多，但所需的烹煮時間實在是太久了。如果瓦斯爐是主要烹飪方式，那麼在規劃餐點時，選擇短時間加熱就能食用的食物，就會比需長時間烹煮的燉菜和砂鍋菜來的明智。

## 瓦斯烤肉爐

瓦斯烤肉爐在美國的住宅區是相當普遍的東西，尤其在天氣炎熱又停電的時候，它真的是可以帶來很大的方便。瓦斯烤肉爐是燒烤牛排的好幫手，但是對簡單的任務，譬如說煮泡茶的開水，效率明顯的就很低。如果你也有瓦斯烤肉爐的話，在手邊多存放一筒液化石油氣（Propane），因為在停電的 24 小時之內往往會銷售一空。假如因為天氣變壞，必須將烤肉爐移至車庫內、或其他室內的場所，請務必確定在使用時保持良好的通風。

## 柴爐

如果有一個上方設有烹飪用平台的柴爐，你的處境就比別人好上太多了！安裝柴爐可能會有相當複雜的程序，假如考慮裝設一個，請先向當地的管理機構洽詢有關防火安全的規範，然後請專業人員幫忙安裝。

當然，柴爐沒有木頭可燃燒的話就一無是處了。在我們這裡，季節性的木柴有時候價錢非常昂貴，尤其如果等到 12 月才去購買的話。由史蒂芬和法蘭克・菲爾布萊克（Stephen & Frank Philbrick）所著作的《後院的伐木工》（暫譯，原書名：The Backyard Lumberjack）這本書，可以提供很棒的木柴加熱相關資訊。

至於適合在柴爐上烹煮的器具，則非鑄鐵鍋莫屬了，因為只有鑄鐵鍋才能承受柴爐所產生的高溫。如果想要進行烘焙的話，可以將處理好的食材放在較小的平底鍋裡，然後再將鑄鐵鍋倒置在平底鍋上。也可以在柴爐裡面煮一些東西，譬如將蔬菜以厚實的鋁箔紙包起來後，埋在木柴灰裡加熱。

## 露營火爐

在開始討論露營火爐之前，我們應該要先來談一談英制熱量單位（British thermal units，簡稱 BTUs）。它是將約 0.5 公斤重的水的溫度，提升華氏 1 度所需要的熱量。因為不同的火爐和燃料，可以生產出不同的 BTUs，所以在決定要下手買哪個火爐之前，一定要先弄清楚其發熱潛力。

我有幾個小的攜帶型露營火爐，都是使用罐裝燃料加熱，但是作用幾乎僅限於燒一點點開水和熱一小杯湯，如果想要用來煮雞肉麵糰湯，那簡直是不可能的任務。

另外，應該要針對你在停電這幾天會使用的烹飪方式，來決定應該要買多大的露營火爐，並且確認挑選的爐子是否可以在室內使用。假如爐子本身並沒有做特別標示，就需設定不能在室內使用。如果爐子是針對戶外使用的設計，那麼在使用時得設置在一個不受

氣候影響的地方,例如大門敞開的車庫,而且還是要盡量把爐子放在靠門的位置。

市面上有幾十種露營火爐可供選擇,而我當然不可能每種都試過。其中有許多種是適合登山露營使用,而非用於緊急災難的烹飪。就我所試過的爐子而言,Coleman 牌的雙口液化石油氣爐最好用,可以產生足夠的熱能來煮一頓培根煎蛋早餐。不過它的直火可能會燒壞一些鍋具,所以我有準備幾個便宜的平底鍋專供這個爐子使用(鑄鐵平底鍋雖然耐熱,但是重量對這個爐子來說太重了)。

此外,這種火爐不能在室內使用,除非在非常通風的環境之下,戶外使用絕對會比較安全。

### 安全檢查

每個家庭都需要有運作正常的煙霧偵測器與一氧化碳偵測器,尤其如果有可能使用非傳統的烹飪方式時就有必要。

此外,既然我們談到了安全問題,就必須提醒請別忘記檢查滅火器的使用期限。也許聽起來會讓人感到有點意外,不過滅火器的確有使用期限,而且一旦過期了就必須更換內容物或者買新的。

你最好多儲存幾罐額外的液化石油氣以防萬一。同時，請容我再叮嚀一次：規劃只需要加熱的餐點，而非長時間烹煮的食物，可以拉長燃料的使用時限。

## 攜帶式緊急爐

這種爐子是以裝在小罐子裡的膠狀酒精作為燃料，重量很輕而且方便攜帶。我建議可以儲存相當數量的燃油，因為這種爐子能快速地替大部分的罐頭食物加熱。

## 太陽能爐

如果你的居住地常常都有充足的陽光照射，太陽能爐會是個不錯的選擇。雖然我住在寒冷又潮濕的美國東北部，我也有一個很棒的太陽能爐。在夏季的高峰時，太陽能爐可以烹煮含水量高，或者是耐長時間、小火燉煮的食物。

我曾經試過用這個爐子來烘焙餅乾或麵包，但很可惜的是能加熱的溫度有限，所以做出來的成品不是軟軟黏黏的，就是沒煮熟。

不過我曾經試過每隔 15 分鐘,就將爐子順著太陽移動的方向轉動,烹飪的結果確實有比較理想。但這麼做實在是太花時間了!而且成效還是不夠。倘若決定要購買一個這種爐子,我有幾個物盡其用的訣竅:

- **使用適合的鍋具**:必須使用黑色的金屬鍋具,並且要有鍋蓋。同時,這些鍋具的質量要輕巧,否則當開始加熱時,只是在對鍋子(而非食物)進行加熱。

- **放一個溫度計,可以知道爐子內的溫度**:如果爐內的溫度太低,食物不但無法被適當地烹煮,而且還有滋生細菌的風險。

- **規劃含水量高的餐點**:液體加熱要比固體來的快很多。

- **在一天當中最熱的時候做菜**:早上 10 點到下午 2 點是最適合使用太陽能爐的時段,因為這時的陽光最強。

- **把爐子架高**:將爐子放在拖車或園藝推車上,可以方便轉動爐子的方向,能更充分地利用太陽光來加熱食物。同時,因為風可能會把熱氣吹走,所以需做一些相關的保護措施。也可以將爐子放置在隔熱板上,以防止爐子下方的高溫流失。

- **不要把蓋子打開來檢查食物或溫度**:因為每掀開蓋子一次,爐內的熱氣也就流失一次,而食物的溫度也會因此降低。

# 購物清單

你這週的購物清單內容，全部與緊急災難時期的烹飪有關。

### 鑄鐵鍋

它會成為你的好朋友！鍋子的價格通常不會太高，而且很容易找到二手貨，我手中的鑄鐵鍋就是從我母親那裡傳承下來。這種鍋子，也是唯一可以承受酷熱柴爐的鍋具。

### 火柴棒

可以在超市或五金行買到一組三盒的木製火柴，我通常買回家後就原封不動的收好，但也會把兩盒放在玻璃罐裡防潮。

如果有需要的話，我會把那些多出來的好幾盒火柴，和不做防災準備的鄰居們分享。

### 隔熱手套

隔熱手套的重要性一向都太過被人低估了。當使用非傳統的烹飪方式來煮菜，被燙傷的可能性也會大大提高。所以，一雙堅固耐用、及肘長度的防火手套，是很值得購買的物品。

### 書籍

不論是使用柴爐或露營火爐做菜，這都不只是一門藝術，也是一門科學，可以找到很多相關的好書。我最喜歡的是珍・庫柏（Jane Cooper）所著的《居家柴爐烹飪指南》（*Woodstove Cookery: At Home on the Range*），和瓊・唐納森（Joan Donaldson）所著的《柴爐料理入門》（*Cooking on a Wood Stove*）。

# 24

# 規劃一日份的
# 緊急餐點

使用非傳統的烹飪方式,來準備一日所
需的所有餐點。偷偷用微波爐就視同作
弊喔!

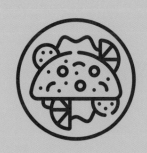

當暴風雨在屋外橫行時，屋內卻一片靜悄悄的——因為早在好幾個小時前就停電了。家中每個人都顯得飢腸轆轆，這時候該弄些什麼來吃好呢？雖然做些簡單的食物，好像也不是什麼難事，但當你試著以食物櫃裡現有材料做菜的同時，孩子們卻在一旁吵著要吃炸雞塊，事情就不會如你想像中那樣簡單了。

這也是為什麼事先對這些情況做演練，具有重要的意義。如果想要有更多關於危機時期的料理靈感，可以參考應對困苦時期的食譜，譬如那些在經濟大蕭條或二戰時期所出版的烹飪書。

## 早餐

我先假定你有很多的飲用水、罐頭果汁、不會腐壞的牛奶、咖啡、茶、和熱可可做為飲料。如果儲存了脫水雞蛋（dehydrated eggs）、加水即可使用的鬆餅粉、罐頭水果、水果乾、燕麥片、和烘焙用品，那麼就有了製作美味早餐的所有材料。其實在平時就有許多家庭會以早餐類的食物作為晚餐，你也可考慮以晚餐類的食物作為早餐。

如果學會了以荷蘭鍋烘焙食物，或是能花錢買個爐上型烤箱，那麼能出現在餐桌上的料理種類，就多了瑪芬和各式麵包（請參考 P161，*學習危機時期的烹飪法*）。

### ● 非傳統烤箱製作的瑪芬

可以把加水即可使用的瑪芬預拌粉改頭換面，加入水果乾、堅果、或一小罐鳳梨，如果有罐頭培根，那麼又多了一種可口的風味！

至於如何在沒有傳統烤箱的情況下烘焙瑪芬，則是有技巧的，可將爐上型烤箱搬出來，並好好使用！不過請記得要遵照使用手冊的步驟進行作業。

我曾經試過將瑪芬的麵糊倒在煎餅用的淺鍋上，並且將荷蘭鍋倒扣罩住麵糊，然後成功地製作出如厚厚的美式煎餅一般的瑪芬。

### ● 南瓜或蘋果口味的美式煎餅

可以根據預拌粉外包裝上的指示來製作煎餅的麵糊，或自己動手，使用水、奶粉、和脫水雞蛋等做麵糊。雞蛋白粉（powdered egg whites）也可以替代脫水雞蛋，但是請在裡面多加一點油或其他種類的脂肪。

接下來，在麵糊中混入至多 1 量杯的罐頭南瓜和些許肉桂粉、肉豆蔻、丁香。

至於煎的方式，則和普通的煎餅相同。在上桌後淋上糖漿和加上一些罐頭水果。當然，也可以在一般的加水即用煎餅預拌粉裡，加入切好的新鮮或風乾的（須補水）蘋果，還有一小匙的肉桂粉。

## ● 墨西哥薄餅捲

墨西哥薄餅非常容易製作，學會了這個食譜會受益無窮，因為這種薄餅可以滿足想吃麵包的欲望，同時又不像一般麵包那麼花時間製作，或者一定要有烤箱才能完成。

在攪拌盆內倒入 2 量杯的麵粉、一小撮鹽、和 1 小匙的泡打粉，接下來倒入 ¼ 量杯的酥油或其他油類。使用豬油的效果，會遠比酥油好太多了，但是豬油需要低溫保存，所以有其不便之處。有些人甚至不在麵糊裡加任何油脂，但建議你加一點油真的會讓口感更好！之後再加入 ½ 量杯的溫水，將所有成分攪拌均勻。

將攪拌好的麵糰以布蓋起來，靜置 30 分鐘。接著，把長柄煎鍋預熱到會燙手的程度。

當煎鍋在預熱的時候，把麵糰分成八個小糰，然後在灑了麵粉的平面或砧板上，將麵糰桿開成扁平的圓形。不要加油，接著放入煎鍋中，煎至底部成黃褐色後就可以翻面，當這一面也呈現黃褐色後就差不多完成了。可能需要實驗好幾次，才能真正做出心目中最理想的薄餅。

當餅還冒著熱氣時，可以在裡面加任何幾乎想加的配料，核果奶油和蜂蜜搭配起來很好吃；如果想要更有層次的味道，可以加入墨西哥豆泥和莎莎醬。此外，用薄餅包蘋果派的內餡也很美味可口。

## 午餐

　　在午餐時間，可能很容易就退回到吃罐頭義大利麵和盒裝起司通心麵這類食物。但是如果食物櫃藏有豐富的物品，就會有很多其他的選擇。

　　可以預先將能飽足的湯放在柴爐上，讓它慢慢地燉一個早上，或者用露營火爐快速地加熱一瓶罐頭湯。不論選擇哪一種方式，都會比一層不變的人工染色義大利麵，顯得更吸引人。

　　許多適合放在食物櫃用來烹調的湯，都是以「某某」濃湯作為湯底。可在促銷時買很多存放起來，或者也可自己動手做。我建議在食物櫃裡要儲存許多這種罐頭濃湯、番茄、各種豆類，以及脫水或罐頭蔬菜，使用這些材料，再加上一些快煮的穀類和其他增添風味的物品，像是酒、亞洲蔬菜、烤麵包丁等等，就可以在幾分鐘之內享有一道豐盛的餐點。

### ● 白豆佐蔬菜

　　當手邊沒有肉類時，豆類可以提供蛋白質以及能量，讓你能做一整個下午的鏟雪或修理房子的工作。你得確定家裡有一些麵體小的快煮義大利麵（譬如米型麵〔orzo〕或星星麵〔stelline〕）、罐頭蔬菜、和品質好的燉肉湯（像是雞湯）或是蔬菜湯。如果沒有一瓣瓣的蒜頭，蒜頭調味粉也可以勉強湊合著用。

173

將切碎的蒜頭在加熱過的橄欖油裡煎炒約 30 秒，加入 4 量杯的蔬菜湯和 1 罐清洗並瀝乾的白豆，並以任何喜歡的調味料調味，可以加入一些碎紅甜椒增加料理美味，而且如果有一小匙的義大利香草會更好。

在湯沸騰後放入 ½ 量杯的小型義大利麵，當麵煮到軟時，加入一瓶罐頭蔬菜。

### ● 蛤蠣巧達濃湯

如果想要做出好喝又細膩的巧達濃湯，其中的料理秘訣就在於利用奶水（淡奶）取代鮮奶油。雖然應該可以在鱈魚角（Cape Cod）找到更好喝的蛤蠣巧達濃湯，但我在這裡分享的作法，是真的驚人地好吃，而且絕對比之前試過的那些黏糊糊的罐頭巧達濃湯要好太多了。

將切成小塊的洋蔥在油鍋中略炒，並且另起湯鍋，把切塊的馬鈴薯放進雞湯裡，再放一瓶罐頭蛤蠣和炒過的洋蔥，最後加入奶水（淡奶）讓湯變得濃稠，食用前灑上風乾的培根碎片。

### ● 義大利湯餃佐雞肉與綠色蔬菜

製作這道湯毫不費時，而且簡單又美味。在雞湯中加入義大利起司湯餃，當餃子煮到軟時，放一瓶罐頭雞肉和一瓶罐頭綠色蔬菜，像是切好的羽衣甘藍或菠菜。

## ● 蘑菇湯

現在可以在超市買到比過去更多不同種類的罐頭和乾燥的菇類，建議可以買好幾種不同形式和種類的菇類存放起來。我和家人最喜歡的是一般香菇、洋菇和草菇。

如果想試試看製作乾燥食品，菇類是很好的入門選擇，乾燥速度相當快，同時香味也會在乾燥過程中提升。購買乾燥菇類的價格，遠比自己動手做多出很多。

將洋蔥與些許油炒過，再放料理用的雪利酒和些許百里香，把 4 量杯的蔬菜湯或雞湯煮至即將沸騰的狀態，然後加入 20 至 30 盎司的乾燥或罐頭菇類（如果使用罐頭的話，請將水分先瀝乾）。接著將湯鍋從爐子上拿下來，然後加入奶水（淡奶）攪拌，請依照對湯的濃度喜好，酌量增加奶水（淡奶）的分量。

1 量杯 =240ml、½ 量杯 =120ml、¼ 量杯 =60ml
1 大匙 =15g
1 小匙 =5g
1 盎司 =28.3g

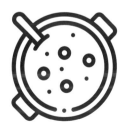

## 點心也很重要

∙∙∙∙∙∙∙∙∙∙∙∙∙∙∙∙∙∙∙∙∙

　　點心往往與垃圾食物劃上等號，但事實卻不盡然如此。點心除了提供熱量和營養之外，也讓飲食變得更有趣、更多元。它們的另一個優點，是對鼓舞情緒有很大的作用。如果必須乘坐交通工具，或者在緊急災難中稍事餬口，拿在手上吃的點心甚至可以取代一餐正餐。所以把點心規劃在防災食物儲存櫃裡，是件非常重要的事。

　　最簡單方便的點心，是那些打開包裝後就能馬上享用的類型。水果乾和堅果都有很長的保存期限，如果再加點巧克力豆和脆穀片進去，就能隨手抓了當外出時的一餐。一口大小的糖果棒和個別包裝的糖果粒，都是可丟進緊急逃生包的東西。酥脆穀片棒、椒鹽脆餅（pretzels）、和薄脆餅乾（crackers）是能存放在手邊的好東西，但需要時常輪換。此外，作為沾醬用的花生醬，可增加蛋白質的攝取；而混著棉花糖的熱巧克力飲料和香草茶，都是寒天裡的享受。

　　假如你有做菜的爐子可以使用，爆米花是個歷久不衰的熱門點心，尤其如果在上面灑一些調味粉或香料，味道就會更豐富。我們家特別喜歡在爆米花上，灑一點有營養的酵母粉。除了那些拿在手上吃的點心之外，想像一下：如果還有一系列不同的沾醬和塗料、免烘焙餅乾和糖果，就可以讓你和家人在壁爐旁玩桌遊的整個下午變得更快活！

## 巧克力棒

　　只要知道如何融化巧克力，就能夠做出這道巧克力棒。將 2 量杯的黑巧克力隔水加熱，把融化的巧克力倒在鋪了烘焙紙的烤盤上，再將椒鹽脆餅和全麥酥餅乾（graham cracker）的碎片、堅果、水果乾、或椰子乾等灑在上面。靜置放涼後，就可以把它掰成塊狀或條狀。

## 巧克力布丁

　　你可能注意到了，我的點心主題偏向使用巧克力！而荷蘭式可可粉（Dutch- processed cocoa，又稱鹼化可可粉）長期存放也不會有問題。將 ½ 量杯的糖、¼ 量杯的玉米粉、和 3 大匙不加糖的可可粉放進長柄深鍋中，然後加入 2 又 ¾ 量杯的牛奶，以小火加熱。在加熱過程中要時時攪拌，煮至濃稠狀為止。把鍋子從爐子上拿下來，再加入一小撮的鹽、幾滴香草精、和兩大匙的奶油（可以選擇不加奶油），靜置後即可享用。使用的牛奶可以用奶粉沖泡出的牛奶，或是奶水（淡奶，或將半奶油奶〔half and half〕加水混合）。

## 巧克力水果

　　如果你有很多水果罐頭的話，用這種方式可以讓吃水果變得更有趣。將罐頭梨子和罐頭桃子稍微加熱後，把融化的巧克力淋在水果上（我們喜歡在巧克力裡加一點點的椰子油），再灑上碎堅果。

## 免烘焙餅乾

我的小孩很喜歡在放學回家後做這些餅乾,而我喜歡這些餅乾的理由,是它們至少包含了一些有益健康的成分。首先,將 1 又 ¾ 量杯的糖、½ 量杯的奶油、½ 量杯的牛奶、和 4 大匙的可可粉混合後煮至沸騰。沸騰後再煮 1 又 ½ 分鐘,然後把鍋子從爐子上拿下來。

接著,加入 ½ 量杯附顆粒的花生醬和 3 量杯的快煮燕麥片拌勻,再以湯匙一匙一匙的舀出並倒在烘焙紙上,靜置冷卻。如果沒有奶油,可以用椰子油代替。


## 花生醬球

將 1 又 ¼ 量杯的蜂蜜、1 又 ½ 量杯的花生醬、4 量杯的奶粉拌勻,可以加入堅果、切成條狀的椰果,或小塊的水果乾,將其滾成球狀,靜置直到變硬。


## 白豆沾醬

如果你的口味偏向鹹味的話,不妨試試看這個有豐富味道的沾醬。將 2 量杯的白腰豆(cannellini beans)搗成糊狀,加入 3 瓣壓扁的蒜頭、2 大匙檸檬汁、和 ½ 量杯的橄欖油後攪拌至呈奶油狀。如果有手動式的食物處理機,就可以做出更細膩的沾醬。這種沾醬,和炸墨西哥薄餅是絕配。

## 晚餐

你的晚餐也許不是牛排配馬鈴薯，但還是可以和家人共享暖呼呼的餐點。小黃瓜不是唯一可以用來醃製的蔬菜，所以試試其他較不熟悉的醬菜，來增加食物的口感。我們很喜歡醃製的甜菜根、紅蘿蔔、蘆筍，而德國酸菜更是家中長年的最愛。

雖然食物選擇有限，但還是可以找到一些肉類和魚類的罐頭，譬如像火雞、雞肉、牛肉塊、火腿、保久香腸、午餐肉（Spam 牌）、鮪魚、鮭魚、沙丁魚、和鯡魚等等。

自製肉類罐頭肉，常常是我們家餐桌上的常客。我們會買大量的牛肉來燉煮，然後花一、兩天的時間做成罐頭。如果不幸停電，又想吃燉牛肉的時候，就不愁沒得吃了！

因為手中的肉類可能有限，最好能準備一些素食的食譜應急。很多的素食食譜都會用到食物儲存櫃裡的材料，譬如穀類、義大利麵、和豆類。為了節省燃料和用水，最好是用豆子罐頭和快煮穀物。

另外，也要儲存各種瓶瓶罐罐的調味粉和醬料，可以在超市裡找到五花八門的調味料。我家裡的常備調味料包括照燒醬、橘子醬、酸甜醬、還有肉汁粉。

## ● 燉鮪魚麵

這是一道經典的菜餚，只要用到一般食物儲藏櫃裡都會有的材料。依照包裝指示煮約 230 克的雞蛋麵，將鮪魚罐頭和青豆罐頭的水瀝乾，然後將鮪魚、青豆、和一罐濃湯（蘑菇、雞肉、或西洋芹）與雞蛋麵混合，上桌前可在上面灑一些壓碎的玉米片或中式脆麵。

## ● 黑豆餡餅

避免這種餡餅在烹煮鍋中散開來的秘訣，就是在下鍋煎之前將餅的兩面都裹上玉米粉。將一罐黑豆清洗並瀝乾後，加入一罐切塊的白馬鈴薯，並搗成糊狀，混入比 1 量杯略少的義大利式麵包粉作為黏著劑。裹上玉米粉後，用已預熱好的平底鍋煎熟。

如果可以的話，就搭配油炸的罐頭馬鈴薯吧！雖然這些並不是真正的漢堡配薯條，但是仍舊非常好吃。如果你堅持，當然可以使用番茄醬，但是我認為加上烤肉醬更好吃。

## ● 雞肉佐肉汁

某些食物在食用過後就是會讓人沒來由的產生滿足感，而雞肉佐肉汁就是其中的一種。我一向都是自己做雞肉罐頭，但是你可以在市面上買到大罐的雞肉罐頭。將約 450 公克的雞肉與雞湯以小火加熱，在一個碗裡倒入 2 大匙的玉米澱粉和 1 量杯的牛奶，靜置 1 分鐘左右，把紅蘿蔔、混合蔬菜或四季豆加入雞湯中拌勻。

接著，將碗裡的玉米澱粉和牛奶倒入雞湯裡，繼續以小火燉煮直到湯汁變濃稠為止。如果有家禽肉調味粉（poultry seasoning），可以放 2 小匙到雞湯裡，將肉汁淋在白飯、麵、或馬鈴薯上食用。

---

### 艱苦時期的用餐小提示

- **擺設餐桌**：雖然可能是使用紙餐盤，食物也很普通，但是一個賞心悅目的餐桌，可以提升用餐的情緒。

- **表示感恩**：即使不做飯前的感恩禱告，或者根本沒有任何宗教信仰，只要花一點點時間表達內心的感謝之情，可以讓這頓飯吃起來平靜舒適。

- **避免在餐桌上討論嚴重的負面新聞**：沒錯，大家心裡都默默地想著與災情相關的事，但是你們都需要暫時從中解脫一下。

- **慢慢來**：不要急，細嚼慢嚥，並好好享受與家人共處的時光。因為明天早上醒來，你還是身處災難當中（然後大概後天、和大後天也是）。

- **盡你所能的清理乾淨**：試著保持家中共同生活區域的整潔乾淨，這麼做的結果可以帶給人平靜舒適的感覺，連帶也會讓準備伙食這份工作更容易些。

# 25

# 保持食物的
# 衛生安全

////////////////

確定存糧在停電時也安全無虞。

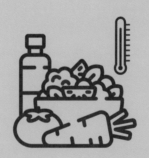

那種感覺還真的很不好受！屋外大雪紛飛，伴隨著狂風那令人驚心動魄的呼嘯聲，而屋內的燈光突然閃爍幾下，接著全部都熄滅了，留下一屋子的黑暗與沉寂。因為我們早已習慣家電持續發出低沉的嗡嗡聲，所以在這時突然停止運作，更顯得一切安靜地可怕。

就像我們習慣冰箱平時發出的低微聲響一般，也同樣習慣將容易腐壞的食物放進冰箱保存。但事實是，你不能完全依賴它──在停電還沒發生之前，就應該已經要替食物做好安全準備。

## 養成好習慣

### ● 購買溫度計

冰箱內溫度應該要保持在攝氏 4 度以下，而冰庫溫度則應設定在攝氏 -18 度。溫度計可以幫忙評估停電時冰箱或冰庫的溫度是否過高，進而決定裡面存放的食物是否仍可安心食用。

### ● 冷凍一些水

冰庫放滿東西的保冷時間，遠比半滿的冰庫來的久。可以在夾鍊袋中裝水，然後零散的塞在角落和縫隙，這樣一來冰庫裡就不會有多餘的空間。另外，用容器將水冷凍起來有一個額外的好處，就是一旦解凍後，就有更多的飲用水了。

● **購買保冰桶**

　　如果停電的狀況持續一段時間，比起大型的冰箱，使用保冰袋與小型的保冰桶，更容易維持少量食物的新鮮度。

● **保持冰箱內部的整齊與乾淨**

　　如果冰箱裡沒有很多放了很久的剩飯剩菜，清理停電後的冰箱會容易很多。

● **替冰庫的儲藏物列清單**

　　假如冰庫內的食物壞了，而你想申請保險賠償金，那麼這張清單可以知道大約的損失金額。如果將相同類型的物品放在一起，在評估安全性時會容易的多。

## 暴風雨來臨前 v.s. 來襲時

　　如果有會停電的可能，將常用的物品像牛奶、奶油、雞蛋、和肉品等，先移到裝了很多冰塊的保冰桶內，並維持冰箱關閉狀態。

　　冰庫內的某些物品退冰的速度會比其他快，所以將這類不易保存的東西拿出來，譬如莓果類和冰淇淋，然後用裝了水的容器或夾鍊袋填補空出來的空間。當這些水結冰後，就有幫助其他物品保冷的功用。

如果停電了，記得不要打開冰箱，可在冰箱的門上貼膠帶或紙條提醒家人。冰箱門若是被打開，就會造成冷空氣外洩、熱空氣跑進去，而且溫度也會快速地升高至不符合保存食物的安全範圍。

在停電的時候，緊閉的冰箱可以替食物保冷好幾個小時，但是冰箱門只要被打開一次，保冷的時間就會縮短一半（但上開式和抽屜式的冰箱／冰庫保冷的效率會比較好）。放滿食物的冰庫在保持關閉的狀態下，可以確保食物冷凍的狀態達 48 小時。

## 電力恢復後

檢查食物是否安全。如果停電的時間少於 4 小時，而且期間冰箱門也保持關閉的話，那麼裡面絕大部分的食物都不會有問題。為了安全起見，請盡快把最容易腐壞的食物，像是牛奶、海鮮、和肉品等都丟棄吧！如果天氣非常炎熱，即使停電時間只有 1 小時，最好還是把任何有疑慮的食物丟掉。

至於冰庫裡的物品，則可透過觀察再決定：食物一定要帶有冰結晶，才能繼續留在冰庫裡。如果溫度仍然很低，但已經產生解凍狀況的肉類，可拿來製作罐頭或烹煮食用。可使用肉品溫度計測量肉類的內部溫度，可接受的安全標準是不超過攝氏 4 度。同時，請將這些肉品煮至全熟。

請仔細檢查每一樣食物，尤其小包裝的絞肉、水果、或蔬菜解凍的速度，會比大包的烤肉快得多。有些食物看起來、聞起來可能都沒有問題，但是實際上內部也許已經開始滋生引發食物中毒的細菌，所以只要存疑，就丟掉它吧！

## 水災過後的處理方式

嚴重的食物中毒可以致命，千萬不要食用任何接觸到水災的水的食物，因為它們不但已經受到污染，而且還可能帶有危險的病原體。另外，乾貨對濕氣和霉菌，尤其沒有抵禦能力。當在處理任何可能腐壞或被污染的食物時要特別小心，如果可以的話，戴上手套，而且不要以不潔淨的手觸摸臉頰。同時，務必經常以溫熱的肥皂水洗手。

如果罐頭、或是經過殺菌處理的食品容器有防水的效果，並沒有損傷的話，在遵照美國健康與人類服務部（U.S. Department of Health and Human Service）的建議下，可以繼續使用。將標籤取下後，以熱的肥皂水清洗乾淨，混合 1 大匙的漂白水和約 4 公升的水，把罐頭／容器浸泡在裡面 15 分鐘，等風乾 1 小時後再重新貼上標籤，還是可以吃原先裝在這些容器裡面的食物，不過最好盡快食用完畢。

此外，只要有碰到任何水災的水，所有的烹飪器具和餐具都要被視為受到污染，要先全部都消毒後才可以使用。

# 26

# 如何處理垃圾

考慮一下在緊急危機時垃圾處理的問題。不過首要思考的是如何盡量減少製造垃圾。

大部分的人都已經習慣並且忽視我們所製造的垃圾。我們將生命中沒有價值的東西丟入垃圾袋中，一星期有幾次帶去垃圾回收場丟棄，或是讓清潔人員來收走。然後，這些垃圾就經由被壓扁、或掩埋、或焚燒、或使用其他你不會看到的方式來處理。

在美國，一個人每天平均會製造約 2 公斤重的垃圾，所以如果災害發生而導致日常生活機能停止運作，我們很快就得開始對著這些送也送不走的垃圾發愁了。

未加處理的垃圾會發出令人不快的臭味，尤其在溫暖或炎熱的天氣時更為嚴重。但即使在冬天，動物也可能成為一個棘手的問題：垃圾會吸引蒼蠅和老鼠（而且這兩者都帶有病菌），以及附近的貓和狗。

為了健康、安全、以及美觀起見，如果危機狀況持續超過幾天的時間，就得制訂一個垃圾處理計畫。基於醫療服務也可能會受限制的考量，懂得如何處理垃圾，幾乎變成了一個攸關生死的課題。

## 處理三步驟

我建議一個三步驟的處理方式：分類、燃燒、和掩埋。

## ● 分類

垃圾基本上可分為三種類型。第一種是紙類，包括所有不用擔心安全問題，而可以放心燃燒的廢棄物。不過在把用過的紙類餐盤、紙杯等等投入燃燒的柴爐中或室外的火堆之前，請確保這些垃圾表面沒有塑膠塗料。

第二種是可回收的垃圾，譬如玻璃、部分塑膠類和金屬等。將任何容器內的液體倒掉（大部分可以直接倒在水槽裡或戶外），但是脂肪和油類則要存放在其他有蓋的容器中，直到可以丟棄為止。

第三種包括任何可以製成堆肥和在短時間被生物分解的垃圾，像是蘋果皮、沙拉裡的綠蔬菜，以及其他更麻煩的種類，譬如在能夠被分解前就腐壞的食物；而包含人類排泄物的廢棄物，像紙尿布，則是最棘手的物品。

## ● 燃燒

可將大部分的紙類垃圾放進柴爐內燒掉，這樣做還能同時生產烹飪所需的熱能，和寒冬時必要的暖氣，或者在室外使用焚燒爐。如果某些物品無法以燃燒、分解、重新利用、或回收的任何一種方式處理，請在乾淨且乾燥的狀況下暫時放一邊，等清潔隊人員復工後再交給他們。我所能想到的這類物品包括保麗龍和一些塑膠製品，當在購買量販的商品時，最好一併考慮是不是可以作為資源回收。

## ● 掩埋

除非危機情況持續一段很長的時間，要不然不至於需要掩埋垃圾。如果堆積的垃圾已經發出非常難聞的味道、吸引動物上門、或者開始不斷有蒼蠅盤旋和生蛆的情形，可以挖一個洞，將那些無法燃燒或分解，但是已經開始危害健康的垃圾掩埋起來。

請使用堅固牢靠的垃圾袋，並且確認選定的掩埋地點遠離我們所使用的水源。這個洞必須至少有 31 公分深，否則可能還是會招引動物挖掘。同時，記得要用土壤將洞口填滿。

### 我可以自己燃燒垃圾嗎？

首先，研究你的所在地法規，看看使用焚燒爐是否合法。如果沒問題的話，可以現在就試試看，同時學習掌握處理明火（open flame）的正確方式，以防之後有燃燒垃圾的需要。請記得教導孩子防火安全的常識，並且不要在山林火災的危險季節使用焚燒爐。

## 購物時的明智選擇

在購物時請同時考慮所買的物品會製造出多少垃圾，然後以此為出發點決定購物選擇。同時，在準備料理時也要盡量以避免製造垃圾為原則，並且選擇可重複使用的產品（而非一次性使用的產品）。

但是當身處在災難中，這件事可能會讓你覺得有點兩難。就一方面而言，使用免洗餐具可以在有限用水的狀況下省水；但另一方面，選擇可重複使用的餐具，才是對環境負責任的作法，同時也能減少家裡的垃圾。

我們家的生活方式，是以「在保護環境前提下活得輕鬆愉快」為目標，所以購物選擇也是受這個理念所左右，但我的確也有為緊急危機狀況準備一些免洗餐具，請根據自己的狀況來做選擇吧。

## 開始做堆肥

任何能夠做堆肥的材料都不要放過。趁現在還是燈火通明、用電無虞的時候，趕快來打造一個堆肥系統吧！

當然，你也可以用買的。雖然它們的價格不便宜，但我也還是買了一個，而且還真的很好用。我的購買理由是：家中的主要堆肥站

是在屋外的菜園附近，而在寒冷的冬天裡要走到那兒去還真有點費力。事實上，因為真的很不方便，我有時候乾脆就不做堆肥了，所以這筆錢對我來說花得很值得。

小型的廚房堆肥桶，可以容納每日使用／食用剩下的植物和蔬果類廚餘。其實，這充其量只能算是一個好看的容器，用來暫時放置包含蔬果、咖啡渣、茶包、和蛋殼等有機廢棄物，直到有機會移到室外的堆肥站。然而，在溫暖的氣候中，這些廚餘很快就會產生異味並且吸引果蠅，所以必須每天將廚餘桶清空。

## 減少製造垃圾

大多時候，處理垃圾的最好方式，就是減少製造垃圾。現在要做到這一點已經比過去容易一些了，因為有更多的製造業者會將減少環境負擔併入包裝的考量。

食物性垃圾是我們最難自己處理的一種垃圾型態，所以，現在就與你的家人一起努力減少丟棄食物垃圾吧！這麼做不僅可以省下很多錢，同時也能達到為地球減碳的目的。如果能自己動手栽種與烹煮的食物越多，製造的垃圾也就會越少。實踐這些行動，可以在面對長期的危機狀況時，更能游刃有餘地處理垃圾問題。

## 事先準備的物品

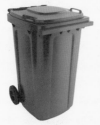

附可扣式蓋子的堅固
大垃圾桶

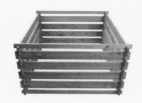

後院堆肥箱

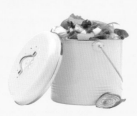

放置在流理台上的
堆肥桶／廚餘桶

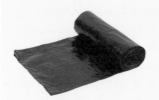

不同大小的耐用垃圾袋

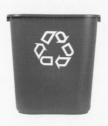

資源回收桶

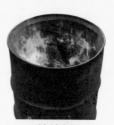

焚燒桶

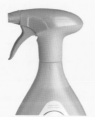

空氣芳香噴霧

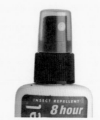

殺蟲劑（除蒼蠅用）

### 搭建一個簡易的堆肥站

只要花一個下午的時間，就可以用四塊裝卸貨物專用的貨板，搭建一個室外堆肥系統。這個堆肥系統分為三部分：第一階段發酵區、第二階段的靜置腐熟區、另一個則是用來堆放成品的完成區。

也可以利用約 11 公升的垃圾桶製作較小的堆肥系統：在垃圾桶底部鑽一些小洞作為排水用。接下來，放進約 15 公分高的一層灌木或小樹枝讓空氣流通。當你開始將廚餘倒進桶子後，每隔幾天就把桶子橫過來在地上轉動一下。

不管使用的是哪種堆肥系統，都需要在裡面加入一層層交替的褐色物質（乾燥的植物）與綠色物質（廚餘、院子裡的廢棄垃圾、草等）。把堆肥維持在宛如擰掉水的海綿一般的濕度，並且保持空氣流通。

當堆肥箱滿了之後，大約需要六個星期的時間做分解。在等待的這段期間內，可以再做第二個堆肥系統。當分解大功告成後，將這些肥料加入菜園土壤內。

# 27

# 害蟲不要來

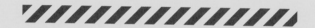

昆蟲、鼠類、以及任何其他有可能在災難時激增的害蟲,都是我們不歡迎的生物,檢查一下有沒有足夠應付牠們的防禦系統。

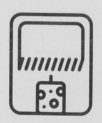

我們活在一個不受害蟲侵擾的世界！不像古代人會受害蟲侵略！這種想法是不是很吸引人呢？很可惜，事與願違，請不要再做白日夢了。那些惹人厭的害蟲其實一直在蠢蠢欲動，隨時準備大舉入侵你的世界，而為時稍長的災難恰好可提供這個期待已久的機會。

鼠類、蚊子、甚至貓、狗等，都有可能成為非常惱人的問題。牠們或許是傳播疾病的媒介、讓傷口發炎演變成需要緊急治療的理由、以及破壞你的房子和食物的惡棍。

通常正常的生活機能可以遏制這些害蟲迫近，但如果清潔隊停止收垃圾，或者有靜止不動的水滋生了昆蟲，情況可能就會大有轉變，所以我會建議你對潛在的問題，提早做準備是有原因的。

## 有哪些害蟲呢？

### ● 齧齒動物

老鼠身上帶有虱子、跳蚤、狂犬病，還有更可怕的黑死病，以及漢他病毒（hantavirus）。牠們有可能富攻擊性，而且還會咬人，同時只要找到一個食物源頭，就不會放棄嘗試得到這些食物的機會。另外，牠們的繁殖速度快得驚人，只要在短短幾個星期的時間內，數量可以從 2 隻增加到 20 隻。

　　第一道防線就是你的房子，仔細檢查任何的進出口。請記住：老鼠可以在非常小的洞口鑽進鑽出！曾經有隻小老鼠在我們家水槽下新裝設的水管附近跑進房子裡，但是對我們來說，把水管邊緣的空隙封起來是相當簡單的工作，而老鼠進出的問題也從此獲得解決。

　　你要特別小心垃圾處理方式。如果一定得將垃圾放在室外的話，需要把垃圾放進金屬或堅固的橡膠容器裡。只要給老鼠夠久的時間，牠們幾乎可以咬穿任何東西，是既強壯、聰明、又頑固的生物，而且很少有什麼事物可以威懾住牠們。浣熊可能還要更糟一些，我曾經看過牠們玩弄複雜的鎖頭，並成功進入存放食物的地方。

　　在手邊存有一些捕鼠器是個明智的作法。大老鼠的捕鼠器因為體積較大，所以有可能傷害到幼童、狗、或貓等，因此請放在遠離孩童和寵物的區域。在檢查捕鼠器時請戴上厚重的手套，因為如果老鼠已經死亡，你的手才不會在丟棄牠們時碰觸到屍體。

　　小老鼠（Mice）看起來雖然很可愛，但是當聽到牠們在牆內所發出的嚙咬聲時，想法可能會因此改觀。讓我告訴你：如果聽見了一隻老鼠的聲音，那麼家裡大概已經有好幾打的老鼠了！我們曾經將狗飼料存放在車庫裡，而不到幾個星期的時間，老鼠就已經在牆裡鑽來鑽去，甚至還出現在車上！更別提牠們損毀了家中好幾千美元的電路系統。

市售的老鼠藥，像是 d-CON 牌的老鼠藥，不只對老鼠，也會將其他生物致死。所以除了把這些毒藥放在遠離孩童和寵物的地方之外，同時請務必遵照正確的使用方式，以及遵守丟棄包裝的安全措施。使用老鼠藥的優點是動物會在短時間內死亡，但是他們有可能在未死前爬進房子下方，而造成長達好幾個星期的腐臭味。

● **昆蟲**

當你將一些食物帶進家中時，一些潛伏在食物裡的昆蟲，也搭便車順便進入了房子。這些蟲類包括蟑螂、印度穀蛾、和其他與食物相關的害蟲。在把食物長期存放前先將穀類、種子、和豆類冷凍過，就可以預防這些害蟲大量滋生與侵擾。

此外，請購買一些誘蛾器（pantry moth traps）吧！我通常會在每個櫥櫃裡放一個，然後也在我的食物儲存櫃裡放一個。最好額外準備幾個，以防在不注意時牠們開始大量繁殖。

**蒼蠅**

蒼蠅是一些疾病的媒介，而且可以在任何有垃圾的地方繁殖。除了在所有的窗戶上都要裝紗窗之外，請買一個好的蒼蠅拍，以及傳統的捕蠅紙吧。

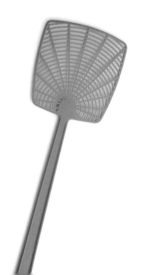

## 蚊子

蚊子可不只是會讓你發癢的討厭東西，牠也是攜帶瘧疾、腦炎與茲卡病毒的病媒。隨著全球氣候變遷，昆蟲開始移動至到過去牠們不會出沒的地區，而隨行的伙伴當然也包括這些疾病。水災過後所遺留的其中一個現象，就是許多地方都會有大水退去後所殘留靜止不動的水，而這些不流動的水就成了蚊子大量繁殖的溫床。

在蚊子出沒的季節，外出時最好的防禦就是防蚊液。同時，請移除任何居家環境附近靜止的水，如果有需要，市面上有售可以放入靜止水的特殊器具，能殺死蚊子的幼蟲，卻不會對其他生物與環境造成傷害。

## 壁蝨

在討論害蟲時，絕對不能漏掉會引起萊姆症（Lyme）、波瓦森（Powassan）腦炎等的壁蝨。預防壁蝨的最好方法，就是使用防蝨噴液。如果非得進入帶有壁蝨的地區不可，請穿著長袖上衣，並且將長褲的褲管塞進襪子裡。

假使發現身上有壁蝨，以細頭的夾子在盡量靠近皮膚的地方，慢慢地將壁蝨夾起，然後以溫熱的肥皂水或乾洗手將雙手洗淨。如果住在有大量壁蝨的地區，請每天都要檢查有沒有這些八隻腳的小蟲攀附在身上。

## 流浪貓狗

即使是家裡養的寵物，也會因受到災害的驚嚇而變得具有攻擊性，尤其是牠們與家人走失了，或是處在迷惘狀態的時候。流浪貓狗也會被垃圾吸引而來，直到確定安全之前，不要靠近這些動物，即使你認得出牠們。

## 野生動物

大自然的天災會嚴重干擾野生動物的生活。森林大火往往將動物驅逐出牠們正常的棲息地；水災除了帶來垃圾，也會一併捲走動物；強風也常常將鳥類吹往離牠們的巢穴好幾公里外的地方。所以如果要往水深處走，或是將你的手探進看不見的地方，一定要特別注意安全。同時，請特別留意孩童和寵物的動向，以免他們受到傷害。

即使野生動物可能看起來很可憐，但牠們也許還是具攻擊性而對你造成生命威脅。如果你擔心所見到的某隻野生動物的處境，請聯絡動物管制單位，讓專業人員來做拯救工作。記得在你的聯絡電話裡，加入動物管制單位的電話號碼。

# 28

# 建立社群關係

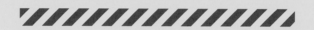

建構你和鄰居能夠相互扶持的各種方式。

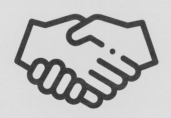

人不能離群索居，我們都需要社群的支持才能好好地活下去，尤其在災難發生的當下，必須依賴身邊的人的扶持來面對危機，並且從中恢復過來。因為我們的親人，常常住在離我們很遠的地方，所以身邊的朋友和鄰居就成為了支持系統。評估我們在自己居住地的角色，是防災準備和恢復工作裡一個重要的要素。

## 如何建立社群

這裡有一些方法可以建立並鞏固社群，不論你住在哪裡。

### ● 認識鄰居

保持微笑，並且與鄰居打招呼。如果你的鄰居才剛搬過來，不妨親手烘焙一些麵包送給他們。清掃你的門前雪時，也可以順手幫忙鄰居清理一下。假如你有菜園，可以和鄰居分享豐產的蔬果。甚至辦一個非正式、每人帶一道菜的聚餐活動（potluck dinner）——這是更深入認識鄰居的好方式。

### ● 幫助鄰居

如果你看到他們需要幫忙，就伸出援手吧！不管是在學校前面種花，或者是清掃老人中心草地的落葉，甚至可以辦一個社區清潔日。

## ● 當志工

你可以在圖書館唸書給學齡前的小朋友聽,或者發起當地的四健會(4-H,請見 P205)。也可以問問食物銀行是否有需要協助的地方、當球隊的教練、或者當老年人的司機。只要你願意伸出援手,不用愁沒有需要幫忙的對象。

## ● 參與地方政治

進一步學習地方政治的運作方式和領導人物,參加集會並且深入了解各種議題。既然這是你的歸屬地,就應該要參與地方的事務。

## ● 尋找志同道合的朋友

尋找和你有共同興趣的團體。如果已經有這樣的團體存在,就加入他們吧!如果沒有的話,你可以當發起人。一般來說像圖書館、教堂、市場等公共場所,都會在大廳設有佈告欄和留言板,可在那裡瀏覽相關訊息。

---

### 辦聚會活動

為鄰里社區或學校發起孩童的外套、衣物互換活動。這不但是可以獲得需要的冬衣和其他物品的機會,也是一個拉近鄰居距離的好活動。

## 鄰里社區有辦法處理危機嗎？

大部分的社群都有緊急災難應對計畫，有些甚至設有緊急事故應對小組。研究一下是什麼團體或機構，在負責領導你所在地的這類組織，通常這些組織是由消防隊統籌協調的。

緊急事故應對小組，總是歡迎志願者協助他們處理團隊裡的各式工作，而且也會提供許多防災訓練的機會。

我曾經報名參加聯邦緊急事務管理署所提供的線上課程，並且拿到了證書，這個證書讓我可以參與我們當地的緊急事故應對小組。這個訓練課程不但免費，而且任何人都可以加入。

在這個課程裡我學到了額外的急救訓練、心肺復甦術（CPR）、以及緊急應對組織如何運作等等資訊。同時，在上課時我曾針對災難時如何、以及在哪裡放置供給老弱居民的物資這個問題，提出我的建議，而且也受到了他們的採用。

一旦參與了鄰里的災難應對計畫，可以探索參與地方上的、州、甚至聯邦緊急災難應對團隊的機會。每個州都有這種組織，而且在處理大型災害時扮演著至為重要的角色。此外，這些組織一向很歡迎民眾學習如何協助救災。

## 可以參與的團體或組織

需要人員參與和幫忙的工作不計其數。這裡列出一些可能你沒想到過的團體和組織，他們很歡迎志工的服務。

- **紅十字會**

  紅十字會所服務的項目，遠遠超出募血。他們有提供地方上的義工服務機會，同時也會派遣義工到需要援助的地方救災。

- **國際仁人家園（Habitat for Humanity）**

  這個國際性的非營利組織，在颶風卡崔娜過後替受災者建築的房子數量，比任何其他組織都要多。

- **食物銀行**

  食物銀行以及其他發放食物的組織，援助了許多弱勢的民眾，尤其是老年人和孩童。

- **四健會**

  四健會的網絡範圍非常廣泛，而且參與人員不受限於青少年，他們的目標在於協助人們學習各種技術。

- **童子軍**

  你不用感到太意外 —— 童子軍的銘言「準備（Be prepared）」是我最愛的銘言！童軍團注重技術學習、自信、和領導能力等等，也常常參與救災行動。

- **由宗教發起的行動組織**

  在災難發生期間，許多宗教團體會提供災民安置的空間，以及為災民發放食物。

- **消防義工**

  很多小鎮因為經費不足，所以沒有正規的消防隊員，他們靠著居民組成義工隊來防治火災。但是義工人數永遠不足，而這項服務偏偏至關重要。

- **警隊與消防隊**

  一些警消人員有後備組織，提供必要的輔助與支援服務。

- **動物救援團體**

  當災難來襲時，動物與人類同樣都是受害者。寵物需要我們提供食物、庇護所；與家人團圓、或是另外幫牠們找新家。

  野生動物也可能需要我們幫助的情況。譬如說，如果沿海發生漏油事件，志工會幫忙清洗水鳥身上的油漬，等一切就緒後，再讓牠們重返大自然。

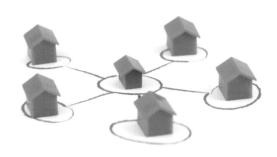

# 29

# 苦中仍要作樂：
## 規劃娛樂與慶祝活動

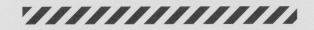

反思時局艱難時的娛樂與慶祝活動的價值。

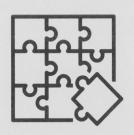

大部分的人應該都不會否認自己對科技上癮了吧！我們無時無刻都與家用電腦、平版電腦、與智慧型手機等連結在一起。電視一打開來，也似乎有看不完的頻道可供選擇。

很不幸的，孩子們也無法倖免於此，很多小孩可能寧願在室內與世界各地的陌生人玩角色扮演的線上遊戲，也不願意到戶外與鄰居的孩子們嘻嘻哈哈地玩在一起。但是就算沒有在使用 3C 產品，他們的時間常常也排得滿滿的：學校上課、球隊練習、家教、與玩伴約好玩樂的時間等等都取代了自發的娛樂。

當緊急災難發生時，我們也因此突然無法從事平常習慣的消遣活動，所以對每個人來說這大概是件相當痛苦的事。因此，練習不使用 3C 產品是個好主意，而這麼做不僅僅是為緊急危機做準備，也是因為你珍視與家人共享天倫之樂的時間。

## 如何避免使用 3C 產品？

### ● 樹立一個好榜樣

如果你對科技產品也十分上癮的話，你的行為就會顯得沒有說服力。要設定一些禁止使用 3C 產品的時間與地點，並確實遵守。就以我們家來說，晚餐時間不接電話，同時也不能將任何電子產品帶到餐桌上。當孩子的朋友來家裡玩時，他們也不能使用平版電腦。

## ● 提供一些良好的替代品

你應該要有拼圖、各式遊戲、美術用品、和書籍等等供孩子探索。如果把這些東西都收起來的話，久而久之就會被遺忘在角落裡。你可以藉由發起與鄰居互換書籍或拼圖的活動，來更新不同主題。

像我們家就會和附近的老人中心互換拼圖，然後與其他小孩在家自學的家庭互換書籍。雖然這些書是二手的，但對我們來說就是沒看過的新書。

開始一個遊戲之夜吧！我們和其他小孩在家自學的家庭，每個月都會辦一次「湯與遊戲之夜」（soup-and-game night），因為這個活動，我們也學到了一些不熟悉的新遊戲。

此外，試著將閱讀與桌遊變成每個晚上的例行公事。說真的，我們很容易屈服於電視的誘惑，如果想避開看電視的話，試著每晚在睡前閱讀書本的一個章節，或是下一盤棋，有助於睡前的放鬆。

## ● 別忘了音樂

欣賞音樂，或者進一步地共同唱歌或一起演奏樂器，是個很棒的習慣。我們的家人有些有音樂天賦，而有些人在這方面則顯得較為遜色，但我們都很喜歡參與音樂相關的活動。

收集一些較熟悉的歌譜，然後放聲高歌吧！不必講求悅耳動聽，只要歡樂有趣就夠了。

## ● 鼓勵孩子發揮創意

紙張、蠟筆、馬克筆、剪刀、膠水、和黏土，都可以提供孩子很多歡樂的時光。可以讓孩子嘗試不同的藝術與手工活動、教他們編織或者木工、或者鼓勵他們開始一樣新的嗜好或收集一些物品。

當我女兒發現她可以參加農夫市集的比賽，並且與人角逐緞帶獎時，便開始對烘焙產生興趣。而我則是在逛過一間羊毛手工藝店後，發現自己對製作羊毛氈充滿熱情。

## ● 擁抱無聊的時刻！

雖然不討喜，但「無聊」並不是我們的敵人。事實上，「無聊」和好奇心是創新與發明的大功臣。請不要覺得我們必須為孩子如何度過生命裡的每一分每一秒負責任，只要有技巧和材料，每個人應該都有辦法在停電時找一些事來娛樂自己。

# 緊急危機發生期間

將全家人都包含在災難準備計畫裡是非常重要的。在災難發生期間，指派每個人一個角色與一樣工作，而且即使是年紀小的孩童也可以幫上一點忙。當我們覺得自己的存在很重要而且是必要的，內心就會更強大。

也許你的兒子可以幫鄰居清除他們陽台的雪，或者做一些瑪芬送給他們；你的女兒能幫忙照顧幼童，或者搬運一些木材進房子裡。

此外，既然不能外出，寵物也會需要額外的陪伴；而所有的鍋碗瓢盆也終究要有人清洗。總而言之，需要完成的工作有很多，而所有的一切並非全都要由大人來負責處理。

## ● 拜訪朋友

不論是住在有門禁的社區或公寓大廈裡，市郊的住宅區或村莊裡，拜訪鄰居與進一步認識他們都是個不錯的主意。即使你無法親自開車去看最好的朋友，至少應該能走到隔壁鄰居家，和他們分享一些食物，或者聊聊天吧。

處在孤立的狀態容易引發憂鬱症，所以不妨在安全的情況下，到戶外走走看看吧！（請參考 P201，*建立社群關係*。）

## 好好利用被迫暫停的休息時間

我們手中都有一些一直想做、卻沒有動手去做的事情，而這剛好是一段很棒的時間讓你可以處理或完成：譬如說，為家庭相片分類，或者完成去年開始編織的手套等。

在上一次的暴風雪來襲時，我們被迫關在家裡兩天，在那期間我拿出一個裝滿有關我丈夫家人紀念物的大箱子。我們從中得到了許多樂趣，尤其是閱讀到我們最喜歡的叔叔當年那記致勝全壘打事蹟，以及姑姑在高中時被選進了榮譽協會等故事。我們甚至到那時才知道所深愛的曾祖母在大學時常常打網球，而外曾祖父曾經就讀西點軍校等。

## 為你的經歷留下痕跡

緊急危機不僅讓人害怕，有時候甚至具有悲劇性。但無論如何，它也是歷史上的一刻，替你所見的景象拍照吧！

你也可鼓勵孩子把他們的經驗寫在日記裡，如果因為年紀太小而不會寫字，可用口述的方式由你，或者較年長的兄弟姐妹記錄下來。有些當地的新聞台會非常感激民眾的第一手報導！

此外，出門時請務必保持謹慎，優先禮讓營救與修繕的車輛。如果政府的管理部門要求人民不要出門上路，就不要冒險外出，請待在家中，直到一切安全為止吧。

## 特殊的日子

緊急災難不會特別挑時間才發生，但不論時機是否方便，生日、結婚紀念日、和節日等等照舊會來臨。雖然可能無法擁有你習慣的每件事物，只要預先做準備，依然可以在停電或道路關閉等的情況下慶祝重要的日子。

那麼，有沒有什麼特別的事件或日子，是你想要確定能夠照常準備的呢？也許慶祝方式沒辦法如你所願的一般精緻，但是恪守傳統，對你來說卻可能有重要的意義。

很可惜的，有時候事情總是事與願違：畢業舞會取消、或者某人沒辦法得到渴望已久的禮物。在這種情況下，要表現出你的惋惜之意，讓孩子們發洩他們的憤怒或傷心的感受，並告訴他們，你真的可以理解他們失望的情緒，而且也不希望看到這種情況發生。

當然，你可以試著在日後做補償，然而在當下接受他們的情緒，並且提供可依靠的肩膀，也許是你能做的最好表示。

# 30

# 居家衛生
# 應對法

在戶外找一個衛生設備的地點，並備齊
需要的用具。

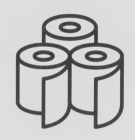

很少人會想要談論關於廁所的事情，因為它本身就是個令人迴避、難以啟齒的話題。但是當你按下沖水馬桶的把手，然後發現沒任何動靜時，就無法不正視這個問題的重要性了。

很多情況都會造成你無法使用馬桶：地震可能會損毀水管或化糞池的管線；停電可能會使城市內的給水站、或地下水的電子抽水馬達停止運作；而水災則可能使汙水廠的淨水系統不堪負荷。

馬桶究竟是如何運作的呢？你的馬桶水箱存放著用來沖馬桶的水，而根據不同的類型和大小，較新、有節水設計的馬桶水箱容量大約是約 6 公升，而舊型的水箱容量則可以多達到約 26 公升。

當你按下馬桶的把手，水箱的水就會大量流出，將水與排泄物排出，同時會往馬桶裡注入清水。之後水箱會再度把水自動加滿，而排出去的廢水則進入家中的化糞池或流入市內的污水處理廠。

除非是依靠地心引力來獲取用水，或者是使用堆肥式馬桶，否則需要靠電力讓整個排泄系統的循環正常運作。

也就是說，只要其中有一個環節出了問題，就會有麻煩了。人類的排泄物帶有疾病原，而且只要很短的時間，氣味就會變得令人無法忍受，所以制訂緊急「方便」計畫是件很重要的事。

## 做一個緊急室內馬桶

即使停水了，只要將幾公升的儲水倒進水箱（而不是直接倒進馬桶內），還是可以沖水，而這些水也不需要是可安全飲用的水。所以如果有用浴缸、雨水集水桶（或者游泳池，那就再好也不過了）、或其他的儲水，就有好幾天可以放心地使用沖水馬桶（請參考 P25 *估算水的用量*，以及 P35 *計畫長期用水方式*）。

請提醒家人，並不是每次上完廁所後都需要沖水，尤其如果只是小便的話。但如果馬桶無法沖水使用，就得進行 B 計畫了。

一旦用光拿來沖馬桶的用水，馬桶裡的水位就會低到近乎空了。這時得打造一個套上塑膠袋內襯的桶子，專供大號使用（請參考 P217）。記得要將家裡其他的馬桶蓋蓋好，並貼上膠帶來提醒家人不能使用。

將大號與小號分別處理是很重要的：套著袋子的桶子專供大號使用，而小號則另外要有其專屬的桶子。小便桶的尿液可以安全地在遠離水源的地方倒掉，或甚至倒在排水管裡。

如果沒有分開的小便桶可使用（見 P217 圖文），對女性來說可能有點不方便，不過可以試試看女用小便漏斗這個小玩意，讓上廁所較方便些。

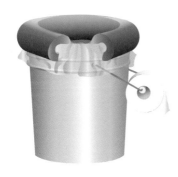

將泳池裡用的泡棉浮力棒（foam pool noodle）切開，並固定在桶子的開口周圍，就成為了一個既便宜又簡單的替代馬桶座。

　　將大號專用的桶子內套上塑膠垃圾袋，可以使用堅固耐用的袋子，也能用露營專賣店賣的那種可在環境中分解的垃圾袋。以修補膠帶將袋子固定好後，剷一些貓砂灑在桶子裡，在沒有使用的時候，將桶子蓋起來。

　　每次使用後，加入一些貓砂將排泄物，以及使用過的衛生紙蓋起來。也可以用一般的沙子或木屑沙，或者任何可吸收或掩蓋氣味的東西都行。當袋子快滿時（也不要太滿，記得你得搬運它），將袋子從桶子裡拿出來，並綁緊袋口，然後拿到室外。

　　在冬天，可以把袋子放在蓋得緊緊的垃圾桶裡，但是如果天氣很溫暖，就得選個時間將它掩埋（在那麼做之前請先確認當地的法規，或洽詢衛生機關單位）。

　　擇定一個遠離水源的地點，挖一個約 61 ～ 91 公分深的洞，然後進行掩埋工作，只有在氣溫較高，以及好幾天無水可用的情況下才有必要做這件事。

## 在室外解決

　　如果可以在室外上廁所，那麼房子裡就能免除不必要的異味了。而且只要有兩個浴簾加上曬衣繩，就能保有一些隱私，在這種情況下，準備兩個約 19～23 公升大小的桶子就可以解決問題了。當然，如果有買專門套在這種桶子上的便宜可扣式馬桶座，在「方便」時就會更舒適一點。

　　設置一個小號專用的桶子（不必套袋子；內容物只要倒掉就可以了），以及一個大號專用的桶子，使用方式與擺在室內的簡易馬桶相同，另外還需要一個平面或容器來擺放衛生紙或擦拭布巾，以及乾洗手（如果缺水的話）。

---

**儲備上廁所相關物品**

- 處理排泄物的拋棄式手套
- 幾包貓砂、沙子、或木屑沙
- 衛生紙（或製作一些可焚燒或清洗的擦拭布巾）
- 兩個約 19～23 公升大小的桶子，以及可扣式的簡易馬桶座

- 芳香噴霧
- 乾洗手

## 事先就要準備好的物品

　　露營用品店裡有很多適合拿來做緊急危機準備的物品，譬如用來加速人類排泄物分解的產品。只要不到 100 美元，就能買到露營用馬桶和彈開式隱私帳，非常划算！還有其他物品可以順便買起來。

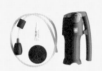

濾水器

手電筒

緊急收音機

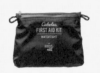

急救箱

過濾式咖啡壺

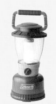

手提式燈籠

低溫專用睡袋

鑄鐵平底鍋

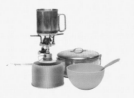

液化石油氣火爐

運輸水桶

# 31

# 個人衛生的
# 處理方式

思考如何在停電時期保持個人的清潔衛
生。

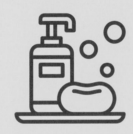

說真的，能在蓮蓬頭下熱呼呼的沖澡 5 分鐘，是生活裡的小小奢侈之一。對我來說，如果無法洗澡，我會覺得日子有說不出的難過。但是當暴風雨在屋外肆虐，就有可能面臨暫時或長期停電或停水的危險。

一旦真的缺電或缺水了，對我們來說就真的是雪上加霜，因為當遭受壓力，或者忙著處理天災過後的清潔工作，把自己打理乾淨就變成一件更重要的事了。當我們的免疫系統處在充滿壓力的狀況下，也就更容易生病或感染疾病，所以盡量維持個人的清潔衛生是絕對必須的。

在最低限度下，請試著保持臉部和雙手乾淨，如果想要盡力保持身體健康，乾淨的雙手就是對疾病的最佳防禦。使用乾洗手比什麼都不用來得好，但是只有肥皂和水能提供最佳的清潔效果。

## 如何保持清潔

### ● 牙齒

保持口腔清潔應該不是什麼太難的事。買一些牙膏存放起來，順便買幾支額外的牙刷以防家中有多出來的訪客，也許還需要準備牙線和漱口水。

## ● 頭髮

我有四個女兒，所以知道無法洗頭的痛苦。雖然沒辦法像平時一般清理頭髮，但還是有一些訣竅能讓你看起來神清氣爽。可以試試看乾洗髮（dry shampoo），有些人説很有效，但是也有些人説只比無法洗頭要好一點點而已。請在還沒需要用到它時先試用看看吧！這樣才能估算是否必須買一些存放起來。否則，就把長頭髮編辮子，或綁個馬尾吧！

雨水屬於軟水，因為能完全洗淨頭髮上的清潔劑，所以是最適合用來洗頭髮的水。如果外頭下著大雨，可在室外洗頭髮，但是記得不要使用太多洗髮精，這樣才能縮短沖洗的時間。

## ● 身體

露營用品店所販賣的淋浴袋，水管上都有開關水的裝置。這個簡單的小設計，讓你在塗抹肥皂時可以把水關掉節省用水，要洗掉肥皂時再將開關打開進行快速的沖洗。如果將黑色的淋浴袋掛在太陽下好幾個小時，就會有加熱過的水可以用來洗澡了！

當然，也可以將澆花用的澆水器作為淋浴道具，但是一旦裝滿水就會變得太重而使用不便，所以可能要請同伴擔任倒水的工作。如果站在桶子裡淋浴，就可將盛在桶子裡的水拿來沖馬桶。如同用洗髮精洗頭一般，滂沱大雨也可把你洗得乾乾淨淨，還有游泳也是。但是請不要在飲用水的水源裡游泳或洗澡。

假如沒辦法洗澡，可以用海綿沾取一盆加了一點點肥皂的溫水擦拭身體。如果真的處於在無法淋浴的狀況下，只要能保持臉部和手部的清潔，然後更換襪子和貼身衣物，就會感覺舒適一些。除此之外，使用足量的體香劑，也會讓大家的鼻子都好過一點，但是請不要使用大量的香水，因為那可能造成反效果。

### ● 女性生理期期間的衛生需求

要購買生理用品存放起來很簡單，唯一的問題是如何處理使用過的產品。如果短期內都沒有清潔隊來收垃圾，可以用焚燒的方式處理。另外，市面上也有賣可重複清洗使用的護墊和月亮杯，但是必須花一點時間學習才能習慣。

### 尋找相關物品

去當地的露營用品店逛逛吧！看他們有沒有販售什麼對你有用的物品。我在我們這兒的店裡找到完整的戶外淋浴組，其中包含了太陽能淋浴袋和淋浴帳。

雖然準備這種東西在短期的緊急危機看似誇張了些，但是如果災難的時間延長了，你會很高興能夠以這種方式解決洗澡的問題。

# 32

# 完成洗衣任務

選擇一種不用電的洗衣方式，並且親自試試看吧！購買額外的衣物清潔劑，或學會自己動手做洗衣精。

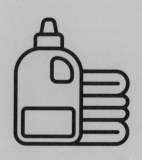

我是那種即使失去生活中大部分的便利工具，還是可以活得好好的人。我已經很多年沒使用洗碗機了，也很樂意用更多櫥櫃來取代霸占空間的微波爐。但是洗衣機卻像是我的摯友一般，我不能失去它。

曾經有一次停電時，家裡有兩個穿著可洗式尿布的幼兒，以及另一個經常尿床的孩子，那真是既漫長又難聞的三天啊！自從體驗過那次的恐怖經驗後，我開始盡力地尋找其他替代的洗衣方式。

## 停電時的洗衣方式

當用水資源有限時，乾淨的衣服就像奢侈品一般，但只要有豐富的水源和事前準備，就可以好好的洗衣服了。這裡有一些洗衣方式，可以在停電時不愁沒有乾淨的衣服替換。

### ● 手洗

當我年紀還小時，我們都被教導要在睡前將襪子與貼身衣物手洗後，晾在浴室暖爐上方的架子上，手洗衣服在當時真的不是什麼大不了的事。傳統的洗衣板（可以在五金行或百貨公司找到），並不是只能用來當裝飾品，它們是真的很有用！雖然在使用時，你的手可能需要出很多力，同時也會腰酸背痛。

## 自製洗衣精

我在很多年前就停止購買大瓶塑膠桶裝的洗衣精了,因為無法為製造那麼多的塑膠垃圾找到正當的理由。你真的可以自己製作洗衣精!請準備這些物品:Fels-Naptha 牌的肥皂、1 杯工業用蘇打粉(washing soda)、和混了 1 杯硼砂和約 19 公升熱水的大桶子。

把肥皂刨成絲後,放進裝著熱水的鍋子裡,用小火將肥皂煮至融化,成為肥皂水。接著把肥皂水和其他材料充分攪拌混合,靜置 1 小時後,就有約 19 公升的洗衣精可以用了!

我通常在高效能洗衣機裡,加入 ⅓ 杯左右的自製洗衣精。我覺得它的清潔效果與市售的洗衣精並無二致,而且雖然同樣是一年份的用量,自製洗衣精製造材料所占的空間,遠比市售塑膠桶裝洗衣精來的小太多了。

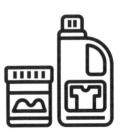

　　使用時，將洗衣板架在加入溫水的水盆裡。把衣服打濕後，放在洗衣板一格格凹凸不平的區域，把肥皂塗抹在衣服上，直到泡泡出現為止。接著視需要翻動衣物，讓泡泡攪動所有的布料表面。當水中開始出現太多肥皂泡時就停止使用肥皂，因為太多的肥皂會讓沖洗工作變得很費事。

　　把衣服放進裝了清水的水桶中沖洗前，請先盡所能的擠出髒汙的肥皂泡，可能會需要兩桶清水才能將肥皂沖洗乾淨。完成之後就把衣服擰乾，晾起來待乾。

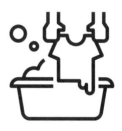

## 水的顏色與其代表的意義

根據水所呈現的不同顏色，我們可以將其分級，黑色的水代表最髒的水，帶有人類的排泄物，而且除非經過適當的過濾與淨化作業，這類水中附帶的病原體會讓人幾乎無法使用。灰色的水是經由洗碗、洗衣服、或洗澡所產生出來的，不是可安全飲用的水，但能沖洗馬桶。

### ● WonderWash 牌手搖式洗衣機

　　我很喜歡 WonderWash 牌手搖式可攜帶型洗衣機，售價不到 50
美元，而且小巧不占空間，我的 WonderWash 一向都放在我們不
使用的浴缸裡。

　　手搖式洗衣機的架構很簡單，就是一個設有底座的洗衣桶，外加
一個可拆卸的把手。使用時，先將待洗衣物放進桶子裡（可以容納
得下 Queen size，約 152x201 公分大小的床單，加入 1 或 2 大匙的
洗衣精和大約 6 公升的水（用熱水的洗淨效果會比較好），然後旋
上蓋子。

　　根據衣服的髒汙程度，搖動把手約 2 到 6 分鐘。將衣服擰乾後，
再以清水攪動約 1 分鐘，再度擰乾。這種洗衣機唯一的缺點，就是
必須以雙手擰乾衣物，所以如果洗的是牛仔褲或床單，這個步驟會
比較辛苦。使用這種洗衣機的一個附加好處：孩子們相當喜歡做搖
動把手這件事，因為他們覺得很有趣，這對我來說還真是省事啊。

### ● Breathing 牌洗衣吸把

　　這個道具比特殊的馬桶吸盤要更上一層樓（事實上，也可以使用
一般的馬桶吸盤，只是要在上面鑽幾個洞讓水能通過）。將衣服、
洗衣精、和水放進約 23 公升大的桶子，就可以開始洗衣服了。這種
洗衣吸把對清洗輕巧的衣物效果很好，而洗較大件和較重的衣服效
果比較差。同樣的，必須用手將衣服擰乾、加水清洗、然後再度擰乾。

使用最少需求量的洗衣精，會讓沖洗更容易些，如果想要用洗衣粉，最好將洗衣粉放在一杯熱水中融化後再使用。這種洗衣吸把，能夠以冷水將微髒的衣物洗到相當乾淨的程度。

### ● Lehman's Own 牌手動式洗衣機

這是許多不靠公共設備與自立更生的家庭經常使用的洗衣機，不過同樣也是需要靠雙手擰乾衣物）。它的效率和電子洗衣機一樣好，而且也可以一次同時洗大量的衣物，只是價錢非常高，對普通家庭來說不太實際。

## 擰乾

這是洗衣服過程中最辛苦的部分，可以用雙手擰乾衣物，或者花錢買一個絞乾器和水盆搭配使用。Lehman's 牌（請參考 P279，其他資源）有生產無電洗衣時所需的一切相關物品。如果我需要長期使用雙手擰乾衣物，我會先把一個約 23 公升大的桶子底部鑽許多小洞，將濕衣服放進去後，在上方施力把水從衣服裡擠壓出來。

另一個我覺得不錯的選擇，就是去餐飲設備用品店買約 19 公升大的蔬果脫水器。我曾經在清洗嬰兒衣服後，用小蔬果脫水器將水分甩乾，雖然一次只能放一件衣服進去，不過效果還滿不錯的。

## 晾乾

即使是在一般正常的情況之下，只要有其他的選擇，我就不會使用烘乾機。我有一個很耐用的金屬曬衣架，可以容納洗兩回衣服的分量。

我一向都在晚餐後才洗衣服，然後在睡前晾起來，而這些衣服通常在隔天早上就乾了，尤其在冬天時家裡的柴爐生火的時候，夏天時則是把曬衣架移到屋後的露台上。

沒錯，這絕對不會是出現在《美麗家園》（House Beautiful）雜誌裡的裝飾風格，但是這種曬衣方式對我們家來說很方便。

如果你到現在還沒有室外的曬衣繩，趕快去買一條吧！假使戶外的天氣不適合曬乾衣服，可以使用曬衣架或掛在牆上的繩子，把衣服晾在浴室裡，或甚至椅背上，而且使用衣架晾上衣，幾乎不會產生任何皺褶。

# 33

# 確保身家安全

保護家人以及家園的安全，災難很可能
會揭露出人性最醜陋的一面。

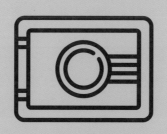

災難發生時，常常會突顯出人性最美好的一面：我們可以看到人們慷慨解囊，以及其他一些出乎意料之外的英勇行為。人們也會在這時站起身來，一起通力合作以及分享有限的資源，甚至放下平日的紛爭而聯合起來為公眾的利益而奮鬥。

但非常不幸的，我們也可以看到相反的另一面：災害往往會暴露人性最醜陋的部分，而總是會有那麼一些人想要趁火打劫、在這種時候占弱勢者的便宜。

## 保護家園

搶劫犯往往將受創的災區視為容易下手的目標，所以如果有災害發生，趁早聯絡當地執法人員，請他們加強巡邏。也可以考慮號召鄰居並組成社區守望隊，尤其如果你們家那一帶有很多房子都沒有人在家。

請注意，這並不是一個武裝的組織，只是一群鄰居自願守望鄰里的安全。請事先討論並計畫遇到可疑狀況時該採取的行動：這個計畫不該包含與可疑人物正面衝突，而應該是盡快聯絡警察，讓警察知道有人在非他們所屬的土地上偷偷摸摸的行動。

在家裡放一個保險箱吧！保險箱並非有錢人的專利，值得每個家庭都擁有一個。通常小偷搜尋的東西都是小型、攜帶方便的物品，譬如說珠寶和其他有價值的收藏品，而且他們都希望能夠在被發現之前盡快完成行竊並離開。

保險箱不僅攜帶不便，如果沒有特殊工具，就得花很多時間才能順利解鎖。一個小型的防火保險箱並不會很貴，而且如果想增加安全性，甚至可以用螺栓將箱子固定起來。不過相較之下，假如有非常貴重的物品，銀行的保險箱還會更安全。根據你個人的意願，也可以在氣象預報發布有嚴重的自然災害來襲前再租借就行了。

## 當心詐騙

那些會潛入你的房子裡的小偷，不見得是你最該擔心的對象。修繕房屋的詐騙手法層出不窮，尤其往往出現在颶風、龍捲風、土石流、森林大火、和其他嚴重的災害發生過後。

如果你的屋頂被強風吹得老遠，讓你十分慌張又不知如何是好，而這個看起來很老實的傢伙不僅有滿車的修補用品，而且還告訴你：只要先付訂金，他明天就會帶著他所有的工作伙伴一起來。你應該很難不想馬上雇用他吧？也許他明天真的會來，也有可能他拿了你的錢後就不再出現了。

另一種關於修理房屋的問題，就是修理工人宣稱他們可以算你便宜的工錢，但是他們沒有資格證明、經驗、或工作保險。你應該不會想要雇用一個修理好自己屋頂，就認為自己是專家的人吧？假如你的屋頂在 6 個月後開始出現問題，或者下次下雨時油漆就開始剝落，你又該找誰申請賠償呢？

那些因絕望而不顧一切的人們，往往是詐欺犯的主要下手目標。所以請先作個深呼吸，然後在有機會能確認推薦人、向認證機構查證此人的工作歷史、或查詢其他可靠的資源之前，暫時不要雇用某人或支付金錢。

然而，最重要的是自己不要輕易動手做修理的工作，除非有經驗並懂得處理你所面對的問題，否則有可能會導致受傷或更嚴重的情況發生。在一場嚴重的暴風雨過後，很可能面臨帶電的電線、破裂的玻璃、有毒物品、以及其他更多的危險事物。

另外，有時候自己動手修理，反而會釀成各種保固或保險變成無效的後果。你最應該做的事，就是把房子或物品受損的情況拍照，然後在進行下一步前先請教專業人員的意見。

最好在災害發生以前，就檢閱一下房屋險內容，確認有哪些東西包含在保險的範圍內。很多時候，人們會吃驚的發現，他們的房屋險沒有包含水災的損壞賠償（水災在很多房屋險都是屬於另外加保的項目），尤其在水患頻繁的地區。

## 保護家人

雖然大部分的人都是心地善良的好人，但面對陌生人還是要保持警覺才是上策。

請事先找出當地庇護中心的所在位置：在有必要的情況時，可以指示有需要的人前往那裡求援，而不是打開大門歡迎他們進入家中或接近你的家人。

在災難發生過後，不要讓孩子在沒人監督的情形下在戶外到處亂逛，即使他們平常都已經習慣自己單獨外出。

也許這時會碰到許多不認識的人出現在你家附近，但大部分的人是有正當的理由出現在那裡的：新聞工作人員、救災人員、警察或維安人員、軍方人員、或修理包工等等。這些都是在嚴重的天災過後常常會看到的面孔，但有心人士卻也會將這點作為犯罪的屏障。

在讓任何人進門前，要求他們出示身分證明；如果你覺得不確定或感到不自在，可以拒絕任何人踏上你的私有土地。

請記住很重要的一點：物質的東西只不過是身外之物，是可以被取代的，但是你卻不能被取代。因此，如果受到任何威脅或恐嚇，請先深吸一口氣再決定要採取什麼行動，千萬不要因為莽撞而後悔莫及。

## 你真的需要槍嗎？

說真的，這是一個讓我感到相當不自在的話題，但是我無法在談論安全問題時不提到槍械。究竟要不要擁有槍來保護個人安全，是一個非常私人的決定，而且你可能早就已經做決定了。

然而，我一定得再三強調槍械的安全問題。如果你決定家裡要有一隻槍的話，就必須擁有關於槍枝的使用與保養常識，同時也要在家裡安排一個安全的放置地點。

許多人對較不致命的防身武器比較有好感，譬如辣椒噴霧、Mace 牌防狼噴霧等等，而我則是哨子的忠實擁護者。小偷往往會被引人注意的聲響嚇跑，而哨子的聲音就是其中一個。大型狗、或甚至尖聲亂叫的小型狗，也會讓很多小偷落荒而逃。

# 34

# 打造一個
# 安全室

在家中安排一個符合各種安全標準的地
點,作為暫時的躲避空間。

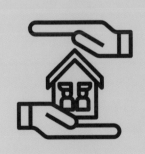

避難所是你在面對任何危機時最重要的考量。安全室（safe room）是房子裡一個整頓好的空間，可以在不同災難降臨時保護你的安全。從前我並沒有考慮過安全室的重要性，因為我住在地理位置與氣候都很穩定的地方。我的理由是我們家因處在地勢高的地方而不致於淹水、地處內陸而不會受颱風影響、位置太北而不會有龍捲風。

但是過去幾年內，每一種天災都發生在離我們家只有幾公里的地方。在颱風艾琳來襲時，我們一邊看著水位上升，一邊慌張地把重要文件搬往二樓放置。此外，今年 2 月時一場龍捲風完全中斷了我們小鎮旁的主要道路。如果在這之前警告我麻塞諸塞州 2 月會有龍捲風，我大概會說你的腦筋有問題！從那之後我就規劃一個儲存了適當物資的安全室。

安全室的地點取決於可能面臨的災害。如果住在容易受颱風侵襲的區域，就要選擇高於水位線的地點，並且不能有對外的門窗。假如有龍捲風可能出現的地區，那麼低於地面的地方就比較安全。

房屋的整體結構在所有類型的防災準備裡都很重要，在地震時卻尤其重要。如果你住在結構比較脆弱的建築內，譬如活動房屋（mobile home）、露營車、或摩天大廈，甚至可能需要暫時搬到市政庇護所，才能得到應有的保護。

安全室的理想地點是附有浴室的臥房。只要供水以及污水系統運作正常，就能正常取水、盥洗、以及使用廁所。然而，如果屋外可能會有強風，就得用木條將窗戶封起來。

任何你所選擇的地方，都要有足夠的空間可以容納全家人和寵物。在躲進這個房間之前，記得帶著你的防災資料夾，並且傳簡訊給其他家人說明你的計畫。經過幾個小時後，房內的空氣很可能會變得相當悶熱，所以如果可能的話，將門開一點縫讓空氣流通。

## 儲備安全室的物資

安全室裡也要儲存一些備用品。你需要水，這點毫無疑問，以及不會腐壞、又能直接拿起來吃的食物，像總匯點心（trail mix）、能量棒（energy bars）、水果乾、和堅果等等。請記得還要順便準備垃圾袋。還有，也需要一盞電池式的提燈、手電筒、和大音量的哨子，以防需要告知救災人員你的所在位置。

另外，準備幾副工作用手套，然後確定你穿著堅固的鞋子進入安全室。不必為這個房間購買額外的儲備物品，只要確定存放這些物品的地方，可以作為安全室使用；或者計畫在有必要時，能夠盡快將必需品移進這個房間裡就行了。輪換物資是件很重要的事，包括提燈和手電筒會用到的電池。

應付像龍捲風這種持續時間較短的緊急危機，只要準備以上所提到的物資就足夠了。

至於颶風或颱風的話，你的計畫裡應該要包含可以躺下來的空間，以及用來消磨時間的物品，譬如一、兩本書。請記得要攜帶緊急收音機，這樣才能得知外界的狀況。此外，別忘了已經充飽電的手機。

假如住在容易發生水災的地區，請在房子最高樓層的某個地方設置安全室吧！和使用時間很短的龍捲風安全室不同，可能必須待在預防水災的安全室裡長達好幾天。因此，除了準備以上所提到的防災物品之外，也需要有衛生設備。

另外，應該也要準備可發送信號的器具，以及緊急手機充電器。還要準備一些手持工具，因為如果水勢不斷上漲，就必須擊破屋頂到上方避難，甚至可以考慮替每個家人都準備一件救生衣。

聯邦緊急事務管理署出版了一本關於建造龍捲風安全室的書，裡面有詳細的搭建指示。可以在他們的網站上免費下載這本 71 頁長的書《暴風中的庇護所：居家安全室建築指南》（暫譯，*Taking Shelter from the Storm: Building a Safe Room Inside Your Home*）。

# 35

# 關於保暖

如果沒有柴爐，請準備停電時的禦寒工作。

如果你有柴爐，就算在寒天裡停電了，只要往柴爐加一些木材，房子就會又暖又舒適。但若沒有這個設備，一旦停電後就會覺得房子的溫度一直下降。這可能會讓人恐慌，尤其如果家裡有需要保暖的老人和孩童。以下方式可減少熱能的流失，並且增加保暖度。

## 停止暖氣外洩

### ● 馬上行動

第一步就是設法留住室內珍貴的暖氣。請馬上將對外的門關起來，以及不要開門，因為每開門一次，暖氣就會外洩，而屋外的冷空氣則會流進來。

### ● 阻絕房間與房間之間的暖氣外洩

將所有房間的門都關起來，並且以捲起來的毛巾、折起來的報紙、或抱枕，將門下方的空隙堵住。如果有多餘的毯子，請掛在房門上，或攤在地上。

### ● 隔絕窗戶

即使是最好的窗戶也難免外洩暖氣。可以在玻璃上直接貼上隔絕層：很簡單，只要將泡泡紙剪下來，再貼在窗戶上就行了，如果可以連窗框都蓋住那會更好。另外，事先以沾濕的海綿擦過窗戶，可

讓泡泡紙更容易服貼在玻璃上，假如沒有泡泡紙，也能用拉開來的保鮮膜或厚重的毯子把窗戶遮起來。

## 在最小的空間裡保暖

就從你的身體開始，再往外延伸吧！把脈搏都遮蓋住來保持身體溫暖。還有，請採用多層次的穿衣法。比起穿著緊身的衣服，較寬鬆與多層次的方式，可以將空氣保留住而感覺更暖。

長袖衛生衣外搭法蘭絨、或人工麂皮的長袖，然後再加一件背心，這種穿法不但可以保持身體核心部分的溫暖，同時也能活動方便。談到長袖衛生衣褲，我不得不指出純棉並不是最理想的選擇，因為一旦流汗它們就會變濕，反而會因此感到冷，所以應該要買可以排汗、易乾的材質。為滑雪和其他冬天戶外活動所設計的保暖內衣，通常材質很輕又舒適。

至於孩童的話，請為他們穿上長袖的衛生衣褲和襪子後，再套上連腳的法蘭絨全身睡衣；另外加一件背心，可以保持身體核心部分的溫暖。身體末稍部分在寒冷的天氣裡會承擔最大的風險，所以手套、羊毛襪、和帽子都是必備物品，即使是睡覺的時候。另外，暖暖包相當便宜也很好用。運動用品店會販售最好的冬季衣物，請利用季末特價時購買需要的物品吧。

如果沒辦法讓任何一個房間保持溫暖，不妨試試看地下室，通常低於地面的地方，會維持一定程度的溫度。雖然從攝氏 21 度的屋子裡，進入攝氏 7 度的地下室時，可能會覺得很冷，但是如果房子裡的溫度下降到攝氏 -7 度，就會覺得這個地下室很溫暖。

## 暖暖的睡個好覺

只要有法蘭絨的床單、羊毛毯、和羽絨被，應該可在大部分的冬夜裡睡個好覺。但如果住在晚上室外溫度會降到超低的地方，大概要替每個家人都準備四季皆宜的睡袋了，木乃伊式的睡袋有最能保暖的設計。品質好的睡袋雖然價格相對的也比較高，但是在零度以下的氣候，卻可以救人一命。請記得在非旺季時尋找特賣品。

### ● 不要將睡袋直接放在地上

將睡袋放在沙發墊上，或甚至一些報紙堆上，都能隔絕溫度。

### ● 打造一個睡眠區

身體會在睡眠中釋放很多熱能，所以請打造一個較小的睡眠空間來利用自己的熱能吧！可以豎立一個單人帳棚，或用毯子搭成棚子的形狀，甚至使用紙箱來達成目的。

### ● 與他人共枕

兩個人能產生的熱氣比一個人多，可以將兩個睡袋用拉鍊連結在一起。此外，讓孩子成堆的睡在一起吧！如果再外加一、兩隻狗，身邊就好像有一個暖氣爐了。

## 用吃的方式來保暖

為了要維持身體溫度，你需要很多的熱量。在嚴寒的冬季停電時，請食用富含高熱量的食物，特別是脂肪含量高的食物。請記得多喝水。低溫幾乎可以像高溫一樣產生脫水的狀況，所以需要適度補充水分。熱飲能讓身體很快地暖和起來，而冰涼的飲料卻會讓你發冷，所以這種時候請避免喝冷飲（不過停電時，本來就不應該開冰箱）。

雖然可以喝含有興奮劑的飲料（咖啡、茶、熱巧克力等），但是請不要喝酒，因為酒精會抑制中樞神經系統。即使含酒精的飲料在剛喝下肚時會讓你覺得全身暖洋洋的，但是卻會使靠近皮膚表面的血管擴張。儘管會有幾分鐘的時間感到非常溫暖，但事實上身體卻會開始流失熱能。

營養充足的成人只要穿著合適的衣物、保持身體乾燥、以及避開凜烈的寒風，就能抵禦低溫的氣候。但是孩童和老年人卻可能在很短的時間內產生失溫的情況，所以這時候請特別注意老弱族群，如果發現他們出現失溫的徵兆，請趕緊尋求協助。

## 在室內使用非電力運作的暖爐

只要了解正確的使用方式，就可以安心的使用煤油和液化石油氣暖爐。我會建議買全新的暖爐，這樣才會有最新的安全設計。因為使用煤油暖爐會有明火以及高溫的爐面，所以如果附近有孩童與寵物，請務必格外小心。

保持適當的通風也非常重要，因此不能在封閉的空間裡使用這種暖爐，可以將窗外開一道縫，或者將壁爐的煙道打開讓空氣流通。以下還有其他一些使用的相關技巧：

- 火焰會產生一氧化碳，所以家裡有正常運作的一氧化碳偵測器是很重要的事。
- 暖爐的放置必須距離其他可燃物品表面至少 91 公分以上。
- 如果暖爐沒有附上漏油托盤，請自己買一個。
- 不要將任何鍋具在沒有人看管的情況下留在暖爐上。
- 如果暖爐的火熄滅，等 20 分鐘後再重新試燃。
- 不要將煤油與其他燃油混合，因為這麼做可能會引起爆炸。

市面上有很多種液化石油氣暖爐，其安全程序和煤油暖爐非常相似。請確認你所購買的是室內專用的暖爐，然後根據廠商的操作指示來設定。煤油和液化石油氣都應該要放置在非家中的其他安全地方。此外，在嘗試使用非傳統燃料的暖爐前，請先學習有關一氧化碳中毒的徵兆。

## 發電機

發電機可以讓你正常使用靠電力運作的暖氣,在嚴酷的暴風雪裡依然舒適溫暖。但發電機也有缺點,在購買前一定要先知道。

可以在專門賣居家修繕物品的商店,以及大型量販店買到攜帶式的發電機。發電機靠石油運作,而石油這種東西在停電時往往會有短缺,必須事先做好計畫。因為運轉時會產生很多噪音,所以需要將發電機設置在室外的空間。

雖然發電機無法供應整個房子所需的電力,但至少能夠讓暖氣運作。所需的燃料會根據發電機的大小,及使用程度而不同,在安裝前請先做研究,並且規劃如何儲存至少夠用兩天的燃油。

固定裝置型的預備發電機,可以安裝在房子旁的石板或水泥地上,因為這種發電機是直接與房子的電路版相連,所以必須要由專業人員來安裝。此外,燃油是裝在附設的儲油槽中,再以管子連接到主機上,而不是直接倒入機器中。只要有足夠的燃油,相應房子大小的發電機,就可以供應整棟房子的用電。

然而,你卻必須付將近 2 萬美元來購買這種便利。同時,這種機型也需要許多的維修與保養:如果連著好幾天使用,就必須請專業人員來進行保養;在連續使用 10 天後,也要更換機油和濾網。

可以和專業的安裝人員約時間見面，在討論和評估狀況之後再決定這種發電機適不適合。但是請注意，銷售商品也是這些人員的工作項目之一。此外，在決定投入大量金錢購買這種罕有機會使用的設備前，請先詢問擁有這種發電機的人的使用經驗與滿意度。

**失溫的徵兆**

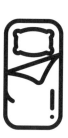

- 困倦，很難把當事人叫醒來
- 處在與平時不同的虛弱狀態
- 皮膚顏色蒼白，摸起來冰冷
- 困惑
- 無法控制的顫抖，但是在失溫後期時可能會停止
- 呼吸緩慢
- 脈搏很慢

# 36

# 保持涼爽的
# 方式

為停電時制訂熱浪來襲的涼爽計畫。

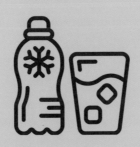

即使關於颱風、地震、和龍捲風等等的戲劇性畫面，會占據大部分的新聞播報內容，但是比起其他因天氣引起的災害，其實有更多的人是在熱浪中失去性命。

2003 年的夏天，歐洲大約有 7 萬人死於毀滅性的熱浪，而大多數的這些人口是住在公寓較高樓層，又沒有裝冷氣的老年人。另外，印度在 2016 年的熱浪期間，溫度甚至曾飆高到攝氏 49 度。很不幸的，地球不斷暖化這件事，只會導致以上這些現象有更頻繁出現的可能。

在熱浪期間產生的一個問題，就是老舊的電路系統因為負荷過重，而導致電線下垂而斷裂，讓在大熱天依賴冷氣機的人無法使用冷氣。即使電力系統正常運作，電力公司仍常常實施分段節電，同時經常鼓勵人們減少用電，尤其是在用電的高峰期。

## 停電時保持涼爽的方式

### ● 利用窗簾保持屋內的涼爽

我們家在好幾年前就把冷氣機處理掉了，夏天時會在早上一起床就把窗戶關上，並且拉上窗簾；到了晚上就把窗簾和窗戶都打開。這麼做可以在大白天裡隔絕外面的熱空氣，同時讓冷空氣留在屋裡，而夜晚時空氣則能在屋內循環流通。

### ● 待在家中最涼快的地方

通常這個地方就是地下室，因為熱氣會上升，所以樓上的房間可能會熱得令人無法忍受，但地下室還是可以保持相當舒適的溫度。讓家人睡在樓下吧！

### ● 利用水來冷卻身體

當水分從身體表面蒸發時，就會覺得比較涼快。可以試著把腳浸在一盆冷水中，在肩膀上披一條浸滿水的毛巾，然後在頭上綁一條同樣浸過水的頭巾。此外，把噴霧罐裝滿冷水後，往臉部噴灑也是不錯的方法。

### ● 穿著適當的衣物

淺色和輕飄飄的布料，比深色和厚重的布料涼快多了。避免穿著緊身的衣物，尤其是那些會將脈搏遮蓋住的衣服。如果人在太陽下，請避免受到陽光的過度曝曬；同時，最好穿著淺色的長袖，免得被曬傷；鬆軟的大帽子則是戶外活動的必備品。

### ● 減少不必要的熱源

傳統黃色燈泡、家電、電腦、和電視等等都會增加室內的溫度。此外，避免不必要的烹飪活動。如果一定要使用火爐，請選擇在一大清早或是夜深時再使用。

## ● 喝比平常多的水

開水、或加了一點點果汁的水，是比較好的補水來源。如果大量地流汗，可以喝含有電解質補充劑的水，譬如運動飲料。避免飲用含咖啡因和酒精的飲料，因為這兩種成分都有利尿的作用，所以可能會導致脫水。

## ● 不要吃太飽

這時候可能會想吃像水果和沙拉這些比較清淡的食物，因為當天氣炎熱時，腸胃比較不能好好消化大分量的食物，吃太多會增加代謝率，因而造成體溫升高。

## ● 減少活動

在沒有太陽照射的地方從事較靜態的活動吧！學校、圖書館、和醫院可能會開放公共空間供大眾避暑，而且商店、博物館、電影院等通常也會開放，並且提供冷氣。

## ● 別忘了你的寵物！

貓、狗、和兔子等都容易受到熱緊迫（heat stress）的傷害。請記得提供牠們能夠遮蔽陽光的適當庇護所，以及充足的乾淨飲水。如果可以的話，請將牠們帶進屋內。同時請切記，千萬不要將動物留在門窗關閉的車中。

# 與高溫相關的疾病

　　在緊急熱浪來襲時，請記得關懷老年人的情況，並且鼓勵他們使用提供冷氣的公共場所。如果擔心某人因為高溫而產生身體不適的狀況，請馬上協助他們就醫治療。

● **熱衰竭**

是種與高溫相關的疾病，程度較溫和，可能會引起昏睡、頭痛、肌肉痙攣、和噁心等，患者同時會有大量出汗的狀況。請將人（或動物）移至陰涼處，並解開束縛的衣物。可使用濕敷布或冰敷袋，同時讓患者小口喝水或電解質飲料。另外，在腋下和鼠蹊部做冷敷的效果，會比身體其餘部位更好。若沒有適當處理，熱衰竭會轉為熱中暑。

● **熱中暑**

屬於緊急醫療狀況，以下這些是常見的癥狀：

1. 身體產生高溫　　　2. 沒有流汗　　　3. 皮膚乾、紅

4. 脈搏加快　　　　　5. 呼吸困難　　　6. 焦慮或思慮不清

7. 迷惘　　　　　　　8. 疾病突發導致神志不清

9. 昏迷

　　碰到這種情況請撥打緊急醫療求助電話。在等待救援時，試著以一些冷水或扇子幫患者降溫。請不要在患者口中放入任何東西，避免發生窒息的可能。

# 37

# 制訂
# 緊急撤離計畫

////////////////////////

事先做好準備，即使被迫離家，也能夠
從容面對你的處境。

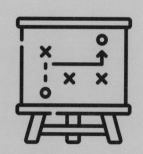

2017 年加州的奧羅維爾水壩（Oroville Dam）因為洩洪道出現損壞現象，而引起當地居民高度緊張，結果最後導致 18 萬人在情人節當天被迫尋找臨時庇護所。那天當地的交通幾乎完全癱瘓，而且人們驚慌失措，在離開家時身上沒有攜帶像是藥物或現金等必需品。

大家都希望永遠不會有需要緊急撤離的一天。我們會想為緊急危機做準備工作，就是因為想要在災難發生期間繼續待在家裡。

然而，儘管住在一個就地理位置而言非常安全的地區——沒有水災或森林大火，也沒有地震或火山——但是不幸的事件仍然有可能發生。就拿房子發生火災來說吧！你在逃離房子時應該連打包的機會都沒有，而我們之中究竟有多少人已經事先做好準備？

## 緊急逃生包

緊急逃生包的英文名稱有很多，例如撤離道爵包 get out of Dodge bag，簡稱 GOOD 包；隨拿隨走包 grab- and-gobag，簡稱 GAG 包；還有撤退包 bug-out bag，簡稱 BOB 包等。但他們所指的全都是同一件物品：一個在危機當下離家時會攜帶的背包，裡面裝滿了好幾天份的生活必需品。。

如果可以把防災資料夾和緊急逃生包準備就緒，在撤離的時候就會覺得情況比較能在掌握之中，而不是只感到徬徨無助。

## 撤離時攜帶的物品清單

這是生活必需品清單，以防需要在很短的時間內打包後馬上離開房子。

- 現金
- 哨子
- 手電筒和新電池
- 手機和充電器
- 運輸水的容器
- 換洗衣物，包括襪子和貼身衣物
- 瓶裝水或附有過濾器的水瓶
- 季節性物品：護唇膏、防曬乳、防蚊液、雨衣、和緊急保暖毯
- 消磨時間的物品，譬如書籍、掌上型電玩、小筆記本和筆
- 點心，譬如水果乾、堅果、活力棒、酥脆穀片棒、和巧克力等
- 必要的盥洗用品：梳子、牙膏與牙刷、肥皂、體香劑、女性生理用品、衛生紙
- 必須服用的藥物 3 日份（記得時常輪換，才不會過期）

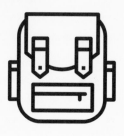

你需要的第一件物品就是背包。後背包遠比側背式的包包和行李箱方便很多，而且你會感謝背包，讓你有空出的雙手可以抱著孩子或寵物。

好的背包必須堅固耐用，而且揹起來很舒適。所以在購買前請先試揹，並且確認它符合你個人的身形架構。

背帶有加墊的款式，有額外加分的效果，尤其如果需要揹著包包走很長程的路。此外，只要大小合適，就是年紀小的孩童也可以揹背包。你大概不會需要用到全尺寸的登山包，除非可以預見將會徒步走很遠的路。

同時，在每個家人的包包內都放一張字跡清晰的小卡片，寫上姓名和聯絡方式。另外，指定家庭成員的其中一人攜帶收音機。當你逃出家門時，每個人都應該要穿上一雙堅固、已經磨合過、並適合走遠路的鞋子。

## 制訂一個計畫

在老早就需要撤離前，須先計畫好可能前往的地方，也許可事先和住在遠處的朋友或親戚，協商一個緊急災難期間的住所。同時，預備好兩個不同的地點，以免其中一個發生變故而無法前往落腳。

事先準備好距離不遠的飯店或汽車旅館的電話號碼，這樣就可在開車途中打電話訂房。同時，如果有寵物跟隨著你，請先和業者確認能否攜帶寵物。在門口附近貼一張待辦清單，免得忘記處理關於門戶安全的重要事宜。以下還有其他一些在準備撤離時該處理的事項。

## ● 生活必需品

即使已經在緊急逃生包裡準備好了三日份目前正在使用的藥物，只要有時間去拿那一整瓶的處方藥，就趕快一起帶著走吧！如果偶爾會戴眼鏡，請把眼鏡隨身攜帶，以及假使有戴隱形眼鏡，請額外準備一副備用，同時別忘了隱形眼鏡專用的藥水，以及孩子最心愛的那條毯子或娃娃熊。最後，請記得拿錢包以及手機。

## ● 檢查清單

制訂一個關於保護房子安全的檢查清單，這裡面會包括關閉電源或瓦斯、將電腦和電視的插頭拔掉、以及關閉並鎖上門窗。將這張單子貼在門口附近，或其他容易找到的地方，只要還有一點剩餘的時間，就可以一一處理清單上所列出來的事項。

## ● 汽車

你的車子應該隨時都要為緊急危機待命。油箱要盡量保持在加滿的狀況；並且把車停在家門口時，要採取車頭朝外的方式。維持車

內的整齊乾淨，會讓人感覺較為舒適，尤其如果有一段不短的時間裡，你都要被困在同一個地方的話。

此外，把不同的逃生路線以螢光筆在紙本地圖上畫出來，再將地圖收進手套箱裡。雖然行走主要道路會比較直接與方便，但同時路上的車輛也會比較多，可以事先前往較小條的道路探路，這樣當必須逃生時，這些道路就不會顯得那麼陌生。

## 在緊急庇護所避難

如果在不得已的情況下必須前往避難中心，請事先與家人作一些約定，這樣會讓你們的日子好過一些。

- 別讓孩子在沒有大人的監督下亂逛，隨時注意他們的動向。
- 與其他一、兩個家庭組成避難小團隊。
- 多為他人著想，盡量將噪音減至最低。
- 主動提供服務，尤其如果你有可以幫助別人的技能。災難能顯露人性最美好的一面，也能暴露人性最醜陋的一面。請選擇當個好人吧！

# 38

## 求生小撇步

看看家中現有的物品吧！你可能比你意識到的更有準備。

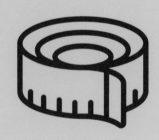

你已經開始做防災準備了，既然你有這本書，代表對這件事保持相當認真的態度。你既知道天有不測風雲，也知道你有保護家人的責任。如果我猜的沒錯的話，你只要在家中四處看看，就會發現已經握有一些替防災準備起頭的物品了。但這裡有一個訣竅：必須透過另一個角度來看所擁有的東西，才會發現它們的用處。

## 在災難中會使用到的物品

有些東西具有多重的功用，或者就因為真的太好用了，所以永遠不會嫌擁有過多的庫存。好好搜尋一下，有什麼東西是你可以在災難中使用的呢？

### ● 護唇膏

因為我經常使用的緣故，所以我家到處都有護唇膏。當然，我一向是把它用在保護嘴唇上，但是也能在強風中保護整張臉。可以把護唇膏塗在難以轉動的螺絲上，讓螺絲能順利鎖緊，或者用來製作緊急蠟燭（以半截棉花棒作為燭芯）。

### ● 小蘇打粉

可利用小蘇打粉來刷牙，或當成清潔用品。它也是天然的除臭劑，同時也可吸收濕氣，能在量販店能買到約五公斤多重的大包裝小蘇打粉。

## ● 襪子

　　乾淨的襪子在災難中根本就是個享受！襪子能做的事遠超出包覆你的雙腳，可將足部的地方剪除後作為護腕；也可將它們裝滿礫石、沙子、和木炭後用來過濾水。如果想阻隔戶外吹進來的冷空氣，可以把襪子裝滿沙子或米，然後放在窗戶或門的縫隙前。請大量購買適合各個季節穿著和不同質地的襪子。

## ● 錫箔紙

　　我建議買比較厚實的那種錫箔紙。它的功用實在太多了！可以在你開始培育種子時，用來反射光線到種子上；也可用來做防水的小包裹，在裡面放置火柴等物品；或捏成煮食用的鍋子，放在帶有餘火的木塊上；甚至可用來製作簡易的太陽能爐。

## ● 水桶

　　它們的用途遠遠超過儲存食物而已，可以用桶子來打造洗衣系統、堆肥馬桶、捕鼠器、或者替正在生長的蔬菜做自動澆水系統。

## ● 安全別針

　　別針可以把尿布包起來、修補衣服、當作拉鍊頭、或用來當釣魚的魚鉤。如果把一些別針連結起來，就成了一條輕便的鎖鍊。請大量購買不同大小尺寸的安全別針吧！以便在不同的時機使用。

### ● 咖啡濾紙

可以用來過濾咖啡渣，做茶包或咖啡包。淨化水源前，也能用濾紙先把水做過濾處理。此外，能夠遮蓋食物（代替保鮮膜的功能），也可用來擦拭溢出的液體或其餘髒汙等（代替廚房紙巾的功能）。

### ● 修補膠帶

這是一個萬能的修補材料。可以用來修補開口的鞋子或靴子、堵住水桶的漏洞，並利用它與垃圾袋來製作簡易雨衣，或在磨合新的登山靴時預防長水泡。坊間有一些書，專門教人修補膠帶的妙用。

### ● 毛巾

在《銀河便車指南》（The Hitchhiker's Guide to the Galaxy）這本書裡，因為毛巾的用處實在太多了，因此所有的人都有一條。毛巾很好用是個不爭的事實：可以用來當尿布、吊腕帶、隔絕冷空氣、或是蓋頭布。我從不曾把毛巾丟掉，不管它是什麼顏色。

### ● 垃圾袋

持有不同大小的塑膠袋很重要，但承包工程所用的堅固垃圾袋，有其特別實用的地方。可以用這種垃圾袋來製作簡易雨衣，鋪在地上隔絕水、或塵土，或者用來做短期的簡易帳棚；也能於播種前鋪在土壤上來悶死雜草，或保護貴重物品不受濕氣所沾染。

## ● 肥皂

肥皂不只可用來清潔身體,還能防止害蟲跑進存放好的衣物裡,也能用作木頭抽屜的潤滑劑。可以大量購買肥皂儲存。

## ● 衛生紙

除了保持私密處乾淨之外,可以將衛生紙浸滿酒精後塞進罐子中,作為長時間用的酒精爐。衛生紙儲存量需比目前擁有的多。

## ● 醋

可以用醋來清潔、烹飪、保存食物,或用來對抗身體的發炎,特別是凍甲(ingrown toenails)引起的發炎。醋沒有保存期限,而且還能利用純天然發酵的有機醋來製作更多的醋。

## ● 火柴

就算你除了點火之外完全不會用到火柴,之後也可能會對擁有很多火柴棒這件事感到高興!在手邊多存放一些,可分給鄰居或朋友。

## ● 鋼絲絨

鋼絲絨不但能夠用來清潔,也可堵住洞口,甚至能起火燃燒(可用一個 9 伏特的電池,在一塊鋼絲絨上摩擦生火),所以我手邊一向存有好幾大盒的鋼絲絨。

# 39

# 防災資料庫

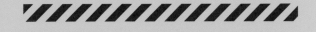

知識就是力量！在家中方便的地點打造
一個防災資料庫，讓你有需要時隨手可
獲取想要的資訊。

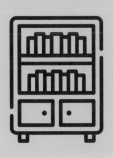

在《魔王之鎚》（暫譯，*Lucifer's Hammer*）這本經典末日後小說裡有一幕很棒的畫面：故事中出現了一個小行星衝撞地球，而在世界各地造成毀滅性的災難。當人們四處竄逃時，某個天體物理學家在最後一天利用高溫與電將一些書籍重重打包，並藏在閒置的化糞池中，試圖讓它們能在即將來襲的海嘯中生存下來。這些書的主題包含了錯綜複雜的數學與科學，還有世上最偉大的一些文學著作。

這個物理學家的最後一個行動是打包《物體運作原理》（暫譯，*How things work*）這本書的第一冊，並將它遺留下來，然後將第二冊隨身攜帶，而這本書竟成為他進入避難堡壘的門票，這件事充分衡量了教育與資訊的珍貴。

拜科學進步所賜，我們只要按個按鍵就可以找到大量的資訊、文學、與娛樂，甚至能在電子閱讀器上免費閱讀經典文學作品。只要在 YouTube 裡做一個快速搜尋，就能找到關於做幾乎任何事的方法與技巧。這個世界所包含的一切知識，藉由無形的網路傳遞給我們。然而，它也可以在一瞬間就消失不見。

要明確的闡述關於儲存食物、水、以及種菜的準備用品等的智慧，是很容易的事，但資訊的累積卻可能更為重要。最近我把書架清空了不少，但仍舊擁有相當數量的藏書和期刊，以及從網路上收集到的有用文章等。如果你和我一樣對買書這件事沒有控制力，最好還是先有個準備計畫。

## 打造一個小型圖書館

首先，列出各種你有興趣探索的主題。我個人的興趣包括防災準備、植物療法、釀酒（我的後末日職業計畫是成為私酒商）、小型動物養殖、養蜂、經濟大蕭條時代的烹飪法、園藝、留種（seed saving）、以及手工皂等等。若還有其他的話，大概是蠕蟲養殖、野生食物識別、製作起司、製作保存食物、以及菇類識別等。

在網路上根據主題做搜尋，就可以找到一系列與每個主題相關的書籍。而閱讀網路上的書評和推薦，可能會對選書有幫助，而能省下一大筆錢。你也可以使用公共圖書館：如果他們沒有你所要找的書，圖書館員能從別的圖書館進行調閱。在下定決心花錢買一本書之前，這是一種很棒的確認方式。

身為一個作者，我建議大家花錢購買作家花了許多心血所完成的作品。同時，我也鼓勵各位讀者多多在你們當地的書店買書。當然我可以理解大部分的家庭都有金錢上的考量，因此在這裡提供一些能夠讓你的書櫃擺滿書籍的省錢對策。

二手用品店、舊書攤、和庭院拍賣是愛書人挖寶的好地方。不過請挑你有時間的時候才去，因為這些地方所販售的書通常都沒有按照類型做分類，所以必須一本一本地翻找想要的書。

其中一個常常被人忽略的二手書來源，就在亞馬遜的網站上。而且就算你得自付運費，還是可能用很便宜的價錢撿到寶。如果有使用社交網站，可以在上面發布找書的訊息，我曾經用這個方式得到好幾本市面上已經很難找到的書籍。

聽起來也許有點誇張，不過我會在收藏的書裡加上藏書票，在上面寫我的姓名與電話號碼。這樣一來，任何跟我借書的人都會記得書的主人是誰。我甚至養成了一個使用非正式索引卡片的習慣，然後把借閱人的名字寫下來。

對了，我曾經告訴過你我熱愛我所收藏的書嗎？不論你有滿滿的圖書室，或者擁有的只是那一疊堆放在你最舒服的椅子旁的書，收集書本可以增加你的應變能力。

**製作簡易雜誌架**

可以自己動手做簡單的雜誌架，所需要的物品是一個大的玉米穀片盒、剪刀、和一些膠帶。將穀片盒的上方剪掉約 6 公分，然後從一邊斜斜地剪向另一邊，直到低的那一邊留有約 16 公分左右的高度，以膠帶將整個表面包覆一次。一個盒子可以容納一年份的雜誌。

## 挑選一些期刊

除了書籍以外，期刊是由親身試驗的作者，以字數較少的方式提供主題性的資訊。

我是《大地新聞》（*Mother Earth News*）、《砂礫》（*Grit*）、《業餘農場》（*Hobby Farm*），和其他一些專門主題期刊的忠實讀者。不過要一次訂閱很多雜誌，卻可能會讓你多出不少開銷，所以可以發起一個與鄰居和朋友交換雜誌的活動。這不但是增加社群交流一個很棒的方式，同時也能省下不少錢。

## 網路資源

網際網路上乘載著大量的資源，有的好，有的壞。但如果是關於健康以及安全的主題，不要相信所有你在網路上看到的資訊。如果找到一篇文章包含可能會在日後用到的資訊，把它列印出來，並放進防災資料夾內。

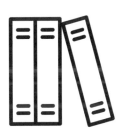

# 40

# 預備、設置、演練！

////////////////////////

在紙上寫下危機演習計畫，與家人討論
你們的應對方式。

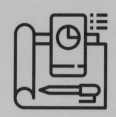

你就快要完成受訓了！你已下了一番苦工，學習新的技能和取得許多防災所需的用品。

你的房子不但整理得很整齊，而且一切運作正常。你們其中一些人甚至可能已經將所學的生存技巧應用在生活當中了，因為暴風雨和各式自然災害，總是在世界各地持續不斷地發生。接下來是測試心理強度的時候了。

假裝你剛剛收到最新消息：一個嚴重的暴風雨或颱風形成，將會肆虐沿途所經過的環境，而且你家不偏不倚的就在暴風圈的未來路徑上，現在你有一個星期的時間可以做準備。新聞報導指出你所居住的區域可能會停電好幾天，甚至會達好幾個星期。

那麼你會怎麼做呢？你覺得自己準備好了嗎？而又打算如何準備呢？讓我們逐一檢查你的任務和目標清單，這樣才不會遺漏任何一件事。讓我們一同準備、設置、然後演練吧！

## 任務清單

☐ 訪視老弱鄰居，確保他們有安全計畫。如果某人有出狀況的風險，請聯絡相關機構。

☐ 把冰箱清理乾淨。將容易壞的食物先使用完畢，這樣之後就不用煩惱清理腐壞的食品。

☐ 整理冷凍庫。將容易解凍的食品使用完畢，譬如水果和冰淇淋。在將空隙塞滿裝了水的袋子。

☐ 領取所有需處方的藥物。

☐ 將汽車油箱加滿油。如果之後又有開車，則需要再度加滿油。

☐ 把院子檢查一遍。移除任何有潛在危險的物品，譬如枯萎的樹枝，或可能被強風四處亂吹的戶外傢俱。

☐ 檢視可能使用的烹飪方式。確認露營火爐運作正常，並且有足夠的燃料。

☐ 制訂餐點計畫，同時確定沒有遺忘什麼重要的食品材料。

☐ 檢查手電筒和電池存量。

☐ 檢查颶風燈，修剪燈芯並清洗燈罩。如果有需要，添購額外的燈油。

☐ 如果計畫使用木材來取暖或烹飪，檢查是否有足夠的木材、火種、和火柴。

☐ 更換床單，並把髒衣服都洗乾淨。

□ 把房子打掃乾淨。

□ 如果認為有必要，設置手動洗衣站。

□ 有需要的話，設置堆肥馬桶。

□ 將浴缸專用儲水袋裝滿水。如果沒有這種儲水袋，使用不同的瓶瓶罐罐儲水。

□ 使用完食物和水後，都要記得補滿。

□ 確認寵物有一切牠們需要的物品。

□ 規劃一些娛樂活動。

□ 任何需要充電的產品都要先充飽電。

## 審查成果

你對這個演習的感覺如何？你覺得這是個很恐怖的經驗，還是對自己的表現相當滿意？有沒有哪些雜務顯得特別緊迫，或者有什麼事情讓你手忙腳亂的？實際經歷這些問題正是這個演習的目的。

這是一個可以讓你和朋友與家人一起進行的演練，它會打開關於災難風險與防災準備的重要對話。

# 後記

# 如果危機時期延長該怎麼辦？

大體上我把討論重心都放在短期的混亂狀況，譬如暴風雨和停電對我們的生活造成幾天、或幾個星期的強烈衝擊，但是我們都知道現實生活中可能會有更糟糕的狀況。

颶風卡崔娜、珊迪（Sandy）、瑪麗亞（Maria）等都迫使許多人流離失所，以及過著好幾個月無電可用的日子；有些地方甚至永遠無法再回到過去的狀態。

經濟大衰退對很多人來說已經是過去式，但是數以萬計的人，仍然在面對失業的問題和養老金一去不回的慘況。

每年我們都會看著流行性感冒的分布圖，然後很想知道今年會不會有一株新的病毒冒出來，並且大量摧毀世界的人口總數。你知道，而我也知道，事情總有發生的一天。

如果某個災害持續的時間較長，該怎麼辦？萬一必須躲在家中好幾個星期避免感染某種病毒，又該如何應對？假如發生嚴重的地震喪失食物來源，又已經做好準備了嗎？假設停電的時間不只是幾個星期，而是幾個月好了：有辦法處理這種情況嗎？如果可以的話，又能維持多久的時間呢？

## 為災難作準備

我們無法為一切可能的危機和災難作準備，但是可以盡全力增加我們對環境的適應力。如果你回頭翻翻這本書的每個部分，會發現所有的準備基礎都在這裡。

### ● 食物

一旦你準備好一個月的存糧，不中斷的繼續做這件事會變成相當簡單的任務。你很可能會發現，在收集與處理食物來源這個過程可以結交到一些朋友，而讓事情變得更簡單。

我在籌劃牧場直送牛奶的訂購事宜時認識了一個朋友，而他介紹我參加一個新的食品合作商店，讓我可以用超便宜的低價，買到約5公斤重的切達起司（Cheddar cheese）和約25公斤重的麵粉。還有，我們每年會養幾隻豬，然後用一些豬肉向另一個養雞的人家交換雞肉。

此外，雖然我們很想養母雞，但是沒有雞舍，剛好鄰居有很多他用不到的空間，於是我們就使用共同飼養的方式——我們出雞飼料的錢，而鄰居負責照顧雞的生活，然後我們兩家都有新鮮的放養雞雞蛋可享用。

　　我從很多年前就開始做蘋果泥罐頭了，現在一年四季都會做罐頭，所以地下室的架子上總是擺滿了罐頭。我們在院子裡加種水果樹和莓果灌木，而不是花卉。而設立在院子一角的蜂巢箱，讓我們與許多的家人、朋友一整年都有蜂蜜可享用。

　　此外，每年秋天我們會和朋友一起採收野生的蘋果，然後會花很多個愉快的下午，用共同出資購買的壓榨機製作蘋果酒。我的食物活動已經變成與社區相關的事務了。

## ● 能源

　　今年我們購買了太陽能板。在花費較少的範圍內，每每一有機會，便會購買節能的用品。我不再買那些最便宜或最方便的家電了，取而代之的是尋找耗能最低的設計。

　　我沒有買新的電子洗衣機，而是買了一台手動式的 WonderWash 洗衣機；我也沒有買新的烘衣機，而是買了一個堅固耐用的曬衣架。我的洗碗機壞了，就用它來存放罐頭瓶。我也不再擁有麵包機、電動開罐器、或食物處理機，我覺得手動式版本的工具和電動機器的功效沒有兩樣。

　　我有手動式的地毯清掃器和掃把，而且很少把吸塵器拿出來用。絕大部分的居家工作我都可以自己動手，而不是使用插電的機器，所以並不覺得這種勞動有多麼費力。

## ● 保暖與保冷

我們的地下室裡有一個二手的柴爐，可以讓房子的下層非常溫暖。如果需要的話，我可以在柴爐上煮東西。另外，我們買了一個劈木機給兒子，因為他負責替兩戶人家砍柴。好幾年前我們就把冷氣機拆掉了，而且一年當中也只有幾次會懷念有冷氣的日子。當天氣非常炎熱的時候，全家人都睡在樓下，並且在就寢前先洗個冷水澡。

## ● 水

這對很多人來說都是一道難題，因為大部分的人都是依賴市政府的供水系統而活，然後只有非常少部分的地面水源可以作為飲用水。我們正在試圖探索挖掘水井的可能性，不過目前為了以防萬一，買了一個很棒的濾水器。

## ● 社群

到目前為止，你應該已經建立了一些人脈，可以在長期的災害期間相互扶持。你應該有一張名單，能在需要人幫忙的時候打電話求救，也會知道有哪些人是你應該回報他們援手的。

如果一個危機持續長達一個月或更久，繼續執行以上這些行動，可以讓你更安全的度過災難，不論是金融、地緣政治、或者是氣候上的災難。你能夠將生活中的一切都安排得完美無缺嗎？大概沒辦法。但是比起事先完全沒準備，你的日子絕對會過得比較好。

# 其他資源

到目前為止，我想你應該已經注意到必須追蹤許多不同的資訊。要在網路上查各種資料和尋找種種資源，真的要花不少時間，所以如果可以整理出一個個人化的資源指南，就能在有需要時替你節省許多精力。

這個指南應該要包括：你想收集的雜誌和書籍、優良的食物郵購批發商、擁有最新防災資訊的網站、以及其他不想再花時間查詢的聯絡資訊。我在此以我個人的資源指南起個頭，但是你應該要根據自己的情況，整理出適合你的版本。

## ● 食物批發商

你可以用加入會員的方式去好市多、山姆俱樂部、BJ's 等連鎖量販店購物，但是他們的選擇往往很有限。以下所列出的網站線上目錄，常常都有非常多樣的食物選擇。

| | |
|---|---|
| **Augason Farms** | www.augasonfarms.com |
| **Bulkfoods** | www.bulkfoods.com |
| **Emergency Essentials** | www.beprepared.com |
| **Grandma's Country Foods** | www.gcfcorp.com |
| **Honeyville** | www.honeyville.com |
| **Long Life Food Depot** | www.longlifefood.com |
| **Mountain House** | www.mountainhouse.com |
| **Rainy Day Foods** | www.rainydayfoods.com |

## ● 衣物與裝備

我總是不斷的在為生活中的家事，尋找非電動的輔助工具。以下有一些我最喜歡的冬季衣物和工具來源網站。

| | |
|---|---|
| **Cabela's** | www.cabelas.com |
| **Carhartt** | www.carhartt.com |
| **Country Living Productions, Inc.** | www.countrylivinggrainmills.com |
| **Cumberland General Store** | www.cumberlandgeneral.com |
| **Duluth Trading Company** | www.duluthtrading.com |
| **L.L. Bean** | www.llbean.com |
| **Lehman Hardware and Appliances, Inc.** | www.lehmans.com |
| **Real Goods** | www.realgoods.com |

## ● 食物儲存與保存

　　你可能沒辦法在你們當地的五金材料行，買到許多關於食物儲存與保存的工具和裝備。可以試試看這裡的一些工具來源網站。

| | |
|---|---|
| **Lehman Hardware and Appliances, Inc.** | www.lehmans.com |
| **Sorbent Systems** | www.sorbentsystems.com |
| **Emergency Essentials** | www.beprepared.com |
| **Excalibur** | www.excaliburdehydrator.com |
| **National Center for Home Food Preservation** | https://nchfp.uga.edu/how/can_home.html |

## ● 濾水器與水源淨化

　　這兩個網站的客服都非常專業，業務人員非常熱心並竭盡所能的回答我們的問題，令人印象深刻。

| | |
|---|---|
| **Berkey** | www.berkeywater.com |
| **General Ecology** | www.generalecology.com |

## ● 政府網站

　　聯邦政府為了要協助人民做防災準備工作，製作一系列涵蓋主題非常廣泛的網站。為了幫助你做防災計畫，其中很多網站都提供免費資訊下載，或者將手冊郵寄給你。另外，有些網站有提供適宜孩童學習的防災活動與知識。

　　這些網站幾乎都有關於全球、國內、和地方的最新災害資訊。請現在就把它們加入電腦瀏覽器的書籤頁吧！然後花一點時間看看可以在這些網站找到什麼對你有用的資訊。以下是我個人的九大危機準備網站。

**www.ready.gov**
這個網站提供了一些基本的資訊，以及一系列的小手冊與指南。

**www.weather.gov**
你可以在這裡找到所有與天氣預報與警報相關的資訊。

**www.nrc.gov**
核能管制會的網站提供關於預防核災的準備資訊。

**www.cdc.gov**
疾病預防管制中心的網站，可以讓你得知關於疾病爆發的消息，以及提供一些基本的健康與安全常識須知。

**www.foodsafety.gov**
當緊急危機發生時，與食物安全相關的問題與困難也會相繼出現。這個網站提供所有與食物安全相關的可靠資訊。

**www.noaa.gov**
如果你住在有颶風的國家,最好將這個網站加入瀏覽器的書籤頁吧!因為它有全部關於海洋和大氣活動的資訊。

**www.fhwa.dot.gov/trafficinfo**
如果你需要緊急撤離,可以到這個網站找到道路封閉的相關地圖以及交通狀況等等。

**https://www.fs.usda.gov/**
這個網站有全國野生動物緩解方案的資料庫,包含各州縣與地方的資料。

**www.pandemicflu.gov**
在這個網站可以追蹤世界各地的流行傳染病以及流感爆發的資訊。

---

### ● 台灣相關政府網站

**中央災害應變中心**
www.emic.gov.tw

**食品安全資訊網**
www.ey.gov.tw

**內政部消防署全球資訊網**
www.nfa.gov.tw

**道路封閉資訊 - 高速公路局**
www.freeway.gov.tw

**中央氣象局全球資訊網**
www.cwb.gov.tw

**中華民國內政部警政署全球資訊網**
www.npa.gov.tw

**行政院原子能委員會(提供預防和災難相關資訊)**
www.aec.gov.tw

**動植物防疫檢疫局**
www.baphiq.gov.tw

**衛生福利部疾病管制署(中央流行疫情指揮中心)**
www.cdc.gov.tw

# 推薦閱讀

## ● 急救

《美國紅十字會急救與安全手冊》（*The American Red Cross First Aid & Safety Handbook*）
——美國紅十字會＆凱薩琳・A.・韓德（American Red Cross ＆ Kathleen A. Handal）

《救命醫生完全指南：求助無門時的救命法》（*he Survival Doctor's Complete Handbook: What to Do When Help Is NOT on the Way*）
——詹姆斯・哈伯德（James Hubbard）

《救命醫學手冊：求助無門時的必備指南》（*The Survival Medicine Handbook: THE Essential Guide for When Medical Help is NOT on the Way*），第三版　——喬瑟夫・奧頓＆艾美・奧頓（Joseph Alton ＆ Amy Alton）

《沒有牙醫的日子》（*Where There Is No Dentist*）　　　　　　——墨瑞・迪克森（Murray Dickson）

《沒有醫生的地方：鄉村健康照護指南》（*Where There Is No Doctor: A Village Health Care Handbook*），新版　——大衛・韋納，卡蘿・瑟門 ＆ 珍・馬克斯魏爾（David Werner，Carol Thurman ＆ Jane Maxwell）

《無醫可求的女子：女性健康指南》（*Where Women Have No Doctor: A Health Guide for Women*），更新版
——A.・奧古斯特・伯恩斯，羅尼・羅維區，珍・馬克斯魏爾 ＆ 凱薩琳・沙比羅
(A. August Burns, Ronnie Lovich, Jane Maxwell, and Katharine Shapiro) Bedford）

## ● 烹飪與食物儲存

《百日食物儲存櫃：快速簡單的美味餐》（*100 Day Pantry: Quick and Easy Gourmet Meals*）
——珍・傑克森（Jan Jackson）

《末代啟食錄：缺電時，照樣能吃美食》（*Apocalypse Chow: How to Eat Well When the Power Goes Out*）
——強・羅伯森＆羅賓・羅伯森（Jon Robertson & Robin Robertson）

《Ball 牌食物保存藍皮書》（*BallBlue Book Guide to Preserving*）（目前已經出到第 37 版，這本工具書的內容經常更新）

《新手居家保存食物指南》（*The Beginner's Guideto Preserving Food at Home*），第三版
——珍娜・查德威克（Janet Chadwick）

《儲備糧食的簡易烹飪法》（*Cooking with Food Storage Made Easy*）
——黛比・G.・哈曼（Debbie G. Harman）

《家庭備糧烹飪指南》（*Cookin' with Home Storage*）
——蓓姬・雷頓＆薇琪・泰德（Peggy Layton & Vicki Tate）

《食物乾燥機寶》（The Dehydrator Bible）
——珍妮佛‧麥肯錫‧傑‧奈特＆唐‧邁瑟（Jennifer MacKenzie，Jay Nutt，& Don Mercer）

《免驚的食物儲存法：讓滿滿的食物櫃陪你度過非常時期》（Food Security for the Faint of Heart: Keeping Your Larder Full in Lean Times）
——羅伯‧威勒（Robin Wheeler）

《蔬果儲存術：自給自足的秘密》（How to Store Your Garden Produce: The Key to Self-Sufficiency）
——皮爾斯‧瓦倫（Piers Warren）

《令人驚艷的儲存糧食烹飪法》（I Can't Believe It's Food Storage）——克莉斯特‧嘉德菲（Crystal Godfrey）

《獨立自強的日子：食物長期保存術》（Independence Days: A Guide to Sustainable Food Storage & Preservation）
——雪倫‧艾斯達克（Sharon Astyk）

《就地為家：讓家園和生活適應你的生存環境》（Making Home: Adapting Our Homes and Our Lives to Settle in Place）
——雪倫‧艾斯達克（Sharon Astyk）

《醃漬蔬果製作》（The Pickled Pantry）　　　　——安潔雅‧契司曼（Andrea Chesman）

《不用冰也不用罐頭：利用鹽、油、糖、酒精、醋、風乾、低溫、和酵母菌的傳統食物保存法》（Preserving Food Without Freezing or Canning: Traditional Techniques Using Salt, Oil, Sugar, Alcohol, Vinegar, Drying, Cold Storage, and Lactic Fermentation）　——法國泰赫威旺特農人團（The Gardeners and Farmers of Terre Vivante）

《食物保存一次就上手》（Putting Food By），第五版
——珍娜‧格林，露絲‧海茲柏，& 畢翠絲‧望恩（Janet Greene，Ruth Hertzberg，&Beatrice Vaughan）

《根菜作物窖：根莖蔬果的天然低溫儲藏術》（Root Cellaring: Natural Cold Storage of Fruits & Vegetables）
——麥可 & 南西‧巴貝爾（Mike & Nancy Bubel）

《食物保存超簡單》（So Easy to Preserve），第五版
——伊麗莎白‧安潔司 & 茱蒂‧海瑞森（Elizabeth Andress & Judy Harrison）

《存這個，而不是那個！：食物儲存快速簡易指南》（Store This, Not That!: The Quick and Easy Food Storage Guide）　　　　——克莉斯特‧嘉德菲 & 黛比‧肯特（Crystal Godfrey and Debbie Kent）

《母親的生存大作戰：如何替家人做好防災準備》（urvival Mom: How to Prepare Your Family for Everyday Disasters and Worst-Case Scenarios）
——莉莎‧貝德福（Lisa Bedford）

《一起發酵吧：風味、營養、和製作生菌食物的技巧》（Wild Fermentation: The Flavor, Nutrition, and Craft of Live-Culture Foods），第二版
——森德‧艾力克斯‧凱茲（Sandor Ellix Katz）

## ● 種菜

《別丟掉！讓它生長吧！68 種可在窗台種植的廢棄蔬菜》（Don't Throw It, Grow It!: 68 Plantsfrom Kitchen Scraps）　　　　——戴柏拉‧彼得森 & 密莉森‧賽爾森（Deborah Peterson & Millicent Selsam）

《家庭菜園可種植的水果和莓果》（Fruits and Berries for the Home Garden）　——路易斯‧希爾（Lewis Hill）

《自己種種看：艱苦時期種菜指南》（Gardening When It Counts: Growing Food in Hard Times）
——史蒂芬‧所羅門（Steve Solomon）

《動手種香草》（Homegrown Herbs）　　　　——譚美‧海爾通（TammiHartung）

《冬季蔬菜種植指南》（How to Grow Winter Vegetables）　——查爾斯‧道丁（Charles Dowding）

《迷你農地：利用 4 英畝地自給自足》（*MiniFarming: Self- Sufficiency on 4 Acre*）
——布萊特・L.・馬克漢（Brett L. Markham）

《400 平方空尺的天堂：兩個植栽狂和他們城市裡的蔬菜農場》（*Paradise Lot: Two Plant Geeks, One-Tenth of an Acre, and the Making of an Edible Garden Oasis in the City*）
——艾瑞克・托司邁爾＆強納森・貝茲（Eric Toensmeier & Jonathan Bates）

《塑膠溫室種菜指南》（*The Polytunnel Handbook*）
——安迪・麥基＆馬克・蓋特（Andy McKee & Mark Gatter）

《應變力強的植栽者：在前景難料的時期種植食物與自立更生》（*The Resilient Gardener: Food Production and Self-Reliance in Uncertain Times*）
——卡蘿・戴普（Carol Deppe）

《種子的承傳：蔬菜耕耘者的種子保存術與種植指南》（*Seed to Seed: Seed Saving and Growing Techniques for Vegetable Gardeners*）
——蘇珊・艾許渥斯（Suzanne Ashworth）

《蔬菜的容器種植寶典》（*The Vegetable Gardener's Container Bible*）
——愛德華・C.・史密斯（Edward C. Smith）

《小空間的直立式創意蔬果種植》（*Vertical Vegetables & Fruit: Creative Gardening Techniques for Growing Up in Small Spaces*）
——茹昂達・瑪新漢・哈特（Rhonda Massingham Hart）


## ● 自給自足

《5 加侖水桶使用指南：DIY 企劃、使用密技與改造方式》（*5-Gallon Bucket Book: DIY Projects, Hacks and Upcycles*）
——克里斯・彼得森（Chris Peterson）

《回到最初：傳統技術完全指南》（*Back to Basics: A Complete Guide to Traditional Skills*），第 4 版
——阿比蓋爾・R.・葛林（Abigail R. Gehring）

《後院農莊的建築企劃書：76 種你可以自己動手做的有用物品》（*The Backyard Homestead Book of Building Projects: 76 Useful Things You Can Build*）
——史派克・卡爾森（Spike Carlsen）

《房屋修理圖片全集》（*The Complete Photo Guide to Home Repair*）
——布萊克 & 迪克爾（Black & Decker）

《就是敢修！女性 DIY 居家不敗修理手冊》（*Dare to Repair: A Do-It- Herself Guide to Fixing (Almost) Anything in the Home*）
——茱麗・薩斯門 & 史蒂芬妮・格來克斯 - 塔耐特（Julie Sussman & Stephanie Glakas-Tenet）

《自給自足屋主的 DIY 企劃案：25 種自立更生的生活方式》（*DIY Projects for the Self-Sufficient Homeowner: 25 Ways to Build A Self-Reliant Lifestyle*）
——珍貝茲・馬塞森（Betsy Matheson）

《鄉村生活百科全書：原版自給自足生活手冊》（*The Encyclopedia of Country Living: The Original Manual for Living Off the Land & Doing It Yourself*），40 週年紀念版
——卡拉・艾默利（Carla Emery）

《被遺忘的生存術：摩門教先驅者的自給自足生活法》（*The Forgotten Skills of Self-Sufficiency Usedby the Mormon Pioneers*）
——凱樂柏・瓦諾克（Caleb Warnock）

《火狐狸》（*The Foxfire Books*），全 12 冊

《自家製作大全：101 種容易製作的花園、居家、或農場用品》（HomeMade: 101 Easy- to-Make Things for Your Garden, Home, or Farm）——甘・布拉倫＆羅傑・葛里菲斯（Ken Braren & Roger Griffith）

《家庭農耕指南》（The Homesteading Handbook），第 4 版 ——阿比蓋爾・R. ・葛林（Abigail R. Gehring）

《房屋運作系統：了解與維修家園的視覺學習指南》（How Your House Works: A Visual Guide to Understanding and Maintaining Your Home）——查理・韋因（Charlie Wing）

《實用的生活密技：使你生活更方便的小撇步》（Life Hacks: Helpful Hints to Make Life Easier）——丹・馬紹爾（Dan Marshall）

《最新自給自足種菜指南》（The New Self-Sufficient Gardener）——約翰・賽摩（John Seymour）

《末日準備者的長期生存手冊：關於食物、住所、安全、能源，和其他自給自足的生存策略》（Prepper's Long-Term Survival Guide: Food, Shelter, Security, Off- the-Grid Power and More Life-Saving Strategies for Self-Sufficient Living）——吉姆・克伯（Jim Cobb）

《史托利的基本鄉村生活技巧：自給自足的實用技術手冊》（Storey's Basic Country Skills: A Practical Guide to Self-Reliance）——約翰・瑪莎・史托利（John and Martha Storey）

《生存密技指南：超過 200 種日常物品的使用技巧，讓你野外求生不求人》（Survival Hacks: Over 200 Ways to Use Everyday Items for Wilderness Survival）——克理克・史都華（Creek Stewart）

《醋、修補膠帶、牛奶瓶等的密技大全：1001 種日常家用物品的巧妙使用方式，讓你自己修補或復原生活用品》（Vinegar, Duct Tape, Milk Jugs & More: 1,001 Ingenious Ways to Use Common Household Items to Repair, Restore, Revive, or Replace Just About Everything in Your Life）——厄爾・普魯 & 北方佬雜誌編輯群（Earl Proulx & the editors of Yankee Magazine）

《當科技失靈時：自立更生、永續性、和長期危機生存指南》（When Technology Fails: A Manual for Self-Reliance, Sustainability and Surviving the Long Emergency）——馬修・史坦（Matthew Stein）

## ● 所有年紀的孩童都適宜的讀物

《害怕的柏倫斯坦熊》（The Berenstain Bears Get the Scaredies）——丹 & 珍・柏倫斯坦（Stan & Jan Berenstain）

《大黑怪》（The Big Dark）——羅德曼・菲爾布里克（Rodman Philbrick）

《暴風雪》（Blizzard）——約翰・羅寇（John Rocco）

《更美好的明天：幫助孩子處理創傷事件的練習冊》（A Brighter Tomorrow: A Workbook to Help Kids Cope with Traumatic Events）——伊芮娜・溫奈特（ErainnaWinnett）

《杜威的腳踏車店》（Crunch）——雷斯莉・康納（Leslie Connor）

《施予者》（The Giver）、《帶著星星項鍊的猶太女孩》（Number the Stars）——羅依絲・羅莉（Lois Lowry）

《小斧頭》（Hatchet）、《布萊恩的冬天》（Brian's Winter）、《布萊恩的生存日記》（The River）——蓋瑞・帕森（Gary Paulsen）

《癒合的歲月：受創兒童輔導指南》（*Healing Days: A Guide for Kids Who Have Experienced Trauma*）
——蘇珊・法伯・史特勞斯（Susan Farber Straus）

《藍海豚之島》（*Island of the Blue Dolphins*）
——史考特・歐戴爾（Scott O'Dell）

《緬因州山林迷失記》（*Lost on a Mountain in Maine*）
——唐・芬德勒（DonnFendler）

《山的這一邊》（*My Side of the Mountain*）、《山的另一邊》（*On the Far Side of the Mountain*）、《和狼群一起生活的女孩》（*Julie of the Wolves*）
——珍・克雷格海德・喬治（Jean Craighead George）

《龍捲風之夜》（*Night of the Twisters*）
——艾威・羅克曼（Ivy Ruckman）

《沙塵暴的日子》（*Out of the Dust*）
——凱倫・海斯（Karen Hesse）

《追蹤河狸的男孩》（*The Sign of the Beaver*）——伊麗莎白・喬治・史畢爾（Elizabeth George Speare）

《樓上的那個房間》（*The Upstairs Room*）
——喬安娜・萊斯（Johanna Reiss）

《受驚的小浣熊》（*A Terrible Thing Happened*）——瑪格莉特・福爾摩斯（Margaret M. Holmes）

《患難見真情：卡崔娜颶風，友情，和生存的真實故事》（*Two Bobbies: A True Story of Hurricane Katrina, Friendship, and Survival*）
——寇比・萊爾森 & 瑪麗・奈瑟利（Kirby Larson & Mary Nethery）

《溫曦的沉重包袱》（*Whimsy's Heavy Things*）
——茱麗亞・克勞利斯（Julia Kraulis）

《澤恩和颶風：颶風卡崔娜的故事》（*Zane and the Hurricane: A Story of Katrina*）
——羅德曼・菲爾布里克（Rodman Philbrick）

以上書名皆為暫譯

● 雜 誌

任何想要變得更能適應環境的人，都應該要閱讀這些雜誌。你可以在農業用品店和房屋修繕用品店，找到相同、或類似的雜誌。庭院拍賣和圖書館舊書拍賣裡常常會有過期的刊物，或者可以聯絡出版社直接向他們購買，也能到 Craigslist.org 這個網站上去找整套的過期雜誌。

| | | |
|---|---|---|
| BackHome | Backwoods Home Magazine | Capper's Farmer |
| Countryside | From Scratch | Grit |
| Hobby Farms | Living Homegrown | Mother Earth News |
| Out Here | Self Sufficiency Magazine | |

# 對最好的情況抱著希望，
# 為最壞的情況做好準備

# Additional interior photography by

© -VICTOR-/iStock.com, 52 (row 1 l. & r., row 2, row 3 l. & r., row 5 c. & r.); © 221A/iStock.com, 25; © adisa/ iStock.com, 54 (wool blanket); © ajafoto/iStock.com, 102; © akepong/iStock.com, 87 b.; © akinshin/ iStock .com, 151 (toothbrush); © alkimsarac/iStock.com, 46 (level); © AlonzoDesign/iStock.com, 70 (row 1 r., row 2 l. bone & r.); © Alter_photo/iStock.com, 31 (oatmeal); © Antagain/iStock.com: 7 (cockroach), 116 (mouse); © appleuzr/iStock.com, 12 (row 1 l. & r., row 2 l. & c., row 3), 52 (row 1 c.), 70 (row 1 l., l.c. & r.c.; row 2 r.c.); © AWSeebaran/iStock.com, 46 (goggles); © Azaze11o/iStock.com: 12 (row 2 r.); © Baloncici/ iStock.com, 76 (brown mittens); © baona/iStock.com, 132; © BasSlabbers/iStock.com, 88 t.; © Bet_Noire/ iStock.co, 54 (sunscreen); © BlakeDavidTaylor/iStock .com, 106 (cream soup); © bobey100/iStock.com, 113 (garbage can); © Bombaert/iStock.com, 147; © bonetta/ iStock.com, 76 (socks l.); © BrandeeMeier/ iStock.com, 54 (poncho); © BWFolsom/iStock.com, 31 (canned fruit), 79 (black beans, green beans, veggies), 106 (potatoes, veggies); Carolyn Eckert, 6 (binder), 10, 83, 94 l.; © cheche22/iStock.com, 106 (black beans); © chictype/iStock.com, 39 (pen); © chrisbrignell/iStock.com, 99 (CO alarm r.); © Coprid/ iStock.com, 39 (bucket); Courtesy of Lehman's: 134 r.; © cynoclub/iStock.com, 68; © DebbiSmirnoff/ iStock.com, 39 (mason jar); © deepblue4you/iStock. com, 151 (notepad); © dehooks/ iStock.com, 99 (CO alarm l.); © delectus/iStock.com, 133; © dlerick/iStock. com, 79 (oatmeal); © DonNichols/ iStock.com, 113 (trash bags); © epantha/iStock.com, 116 (moth); © Erpeewee/iStock.com, 144; © exopixel/ iStock.com, 106 (peas); © FeelPic/iStock.com, 135; © Floortje/ iStock.com, 7 & 103 (pancake); © GaryAlvis/ iStock. com, 113 (counter top composter); © GlobalP/ iStock. com, 6 (dog); © gokhanaltinigne1907/iStock.com, 46 (t-square); © golfcphoto/iStock.com, 7 (matches); © herreid/iStock.com, 145; © igorsm8/iStock.com, 30 t.r.; © Issaurinko/iStock.com, 76 (hat b.l.); © JamesBrey/ iStock.com, 118; © JANIFEST/iStock .com, 151 (water jug); © Janine Lamontagne/iStock .com, 7 & 146 (ice water), 151 (water bottle); © jayfish/ iStock.com, 113 (burn barrel); © jenifoto/iStock.com, 67; © Jennbang/ Dreamstime.com, 22; © John Crowe/ Alamy Stock Photo, 63; © JonasSanLuis/iStock.com, 6 & 56 (fire extinguisher); © Jumoobo/iStock.com, 151 (phone charger); © kapulya/iStock.com, 129 (row 3 l.); © karandaev/iStock.com, 131; © khvost/iStock.com, 151 (shirt); © kiboka/iStock.com, 125; © kickstand/ iStock.com, 65; © Kobyakov/iStock.com, 46 (tape); © Kolesnikov Vladimir/Shutterstock, 19 (cat); © lamyai/ iStock.com, 116 (ants); © Lee Serenethos/Dreamstime .com, 84; © LeventKonuk/iStock.com, 31 (herbs & spices); © lisafx/iStock.com, 142; © LotusWorks/iStock .com, 20 (towelettes); © LucianoBibulich/iStock.com, 76 (hat t.c.), 88 (tools); © lushik/iStock.com, 12 (row 1 c.), 41 (bottom-all), 70 (row 1 c., row 2 l. bowl); © ma-k/ iStock.com, 97; © Madeleine_Steinbach/ iStock.com, 106 (broth); © marekuliasz/iStock.com, 75; © mawielobob/ iStock.com, 76 (hat t.l., c.l.); © mayamo/iStock.com, 31 (rice); © Michal Sanca/ Shutterstock, 19 (men); © MileA/ iStock.com, 56 & 99 (smoke detector), 73; © MKucova/ iStock.com, 107; © moj0j0/Shutterstock, 19 (dog); © mtreasure/ iStock.com, 114 b.; © NadiaCruzova/ iStock.com, 31 (bottled juice); © Nirad/iStock.com, 104; © NLAURIA/ iStock.com, 106 (tuna); © NosUA/iStock .com, 109; © NYS444/iStock.com, 54 (ground cloth); © nyvltart/iStock.com, 129 (row 3 c.); © Okea/iStock .com, 164 b.; © oonal/iStock.com, 11; © pal1983/ iStock .com, 6 & 76 (blue mittens); © Petr Jilek/ Dreamstime .com, 113 (composter); © phive2015/ iStock.com, 77 b.; © Picsfive/iStock.com, 128 (toilet paper); © Piotr Polaczyk/iStock.com, 77 t., 164 t.; © prill/iStock.com, 54 (space blanket); © REKINC1980/ iStock.com, 64; © rickszczechowski/iStock.com, 46 (pipe wrench), 80 b.; © sauletas/iStock.com, 46 (miter box); © scol22/ iStock.com, 20 (diapers); © seewhatmitchsee/iStock .com, 120 b.; © Sergey Skleznev/iStock.com, 137 (combo lock); © Shenki/ iStock.com, 139; © Shootdiem/iStock .com, 106 (noodles); © sinankocaslan/iStock.com, 76 (gloves); © skodonnell/iStock.com, 117; © smartstock/ iStock. com, 20 (hand sanitizer); © soulcld/iStock.com, 52 (row 3 c., row 4 l. & c., row 5 l.); © Steve Debenport/ iStock.com, 61 (top), 113 (recycle bin), 151 (coins); © SteveCollender/iStock.com, 162; © stocksnapper/ iStock.com, 20 (socks); © subjug/iStock.com, 33 (bottom); © Tarzhanova/iStock.com, 7 & 128 (glove), 76 (socks r.); © tongwongboot/iStock.com, 20 (dishes); © TPopova/iStock.com, 7 (whistle); © UroshPetrovic/ iStock.com, 53, 88 (gloves); © vaitekune/iStock.com, 89; © ViktorCap/iStock.com, 98 l.; © vinodkumarm/ iStock.com, 100; © vintagerobot/iStock.com, 130; © Watcha/iStock.com, 54 (kitty litter); © winyuu/iStock .com, 163; © wolv/iStock.com, 98 r.; © wragg/iStock .com, 99 (skillet); © www.berkeyfilters.com, 27 b. & 165 b.; © YinYang/Getty Images, 36; © yoepro/ iStock.com, 148

2AF719

# 災難超前部署手冊：

食物、照明、用水、環境、健康、安全、聯絡、社群，教你任何危難都能迎刃而解的 **40** 項應急技能！

Prepping 101: 40 Steps You Can Take to Be Prepared: Protect Your Family, Prepare for Weather Disasters, and Be Ready and Resilient when Emergencies Arise

| | |
|---|---|
| 作　　　者 | 凱西‧海瑞森（Kathy Harrison） |
| 翻　　　譯 | 林郁芳 |
| 責 任 編 輯 | 李素卿 |
| 主　　　編 | 溫淑閔 |
| 內 頁 設 計 | 江麗姿 |
| 封 面 設 計 | 走路花工作室 |

| | |
|---|---|
| 行 銷 專 員 | 辛政遠、楊惠潔 |
| 總 編 輯 | 姚蜀芸 |
| 副 社 長 | 黃錫鉉 |

| | |
|---|---|
| 總 經 理 | 吳濱伶 |
| 發 行 人 | 何飛鵬 |
| 出　　　版 | 創意市集 |

發　　　行　城邦文化事業股份有限公司
　　　　　　歡迎光臨城邦讀書花園
　　　　　　網址：www.cite.com.tw

香港發行所　城邦（香港）出版集團有限公司
　　　　　　香港灣仔駱克道 193 號東超商業中心 1 樓
　　　　　　電話：（852）25086231
　　　　　　傳真：（852）25789337
　　　　　　E-mail：hkcite@biznetvigator.com

馬新發行所　城邦（馬新）出版集團
　　　　　　Cite（M）Sdn Bhd
　　　　　　41, Jalan Radin Anum, Bandar Baru Sri
　　　　　　Petaling,57000 Kuala Lumpur, Malaysia.
　　　　　　電話：（603）90578822
　　　　　　傳真：（603）90576622
　　　　　　E-mail：cite@cite.com.my

製 版 印 刷　凱林彩印股份有限公司
　　　　　　2023 年（民 112）9 月
　　　　　　Printed in Taiwan
定　　　價　450 元

客戶服務中心
地址：10483 台北市中山區民生東路二段 141 號 B1
服務電話：（02）2500-7718、（02）2500-7719
服務時間：周一至周五 9：30 ～ 18：00
24 小時傳真專線：（02）2500-1990 ～ 3
E-mail：service@readingclub.com.tw

※ 詢問書籍問題前，請註明您所購買的書名及書號，以及在哪一頁有問題，以便我們能加快處理速度為您服務。
※ 我們的回答範圍，恕僅限書籍本身問題及內容撰寫不清楚的地方，關於軟體、硬體本身的問題及衍生的操作狀況，請向原廠商洽詢處理。
※ 廠商合作、作者投稿、讀者意見回饋，請至：
FB 粉絲團‧http://www.facebook.com/InnoFair
Email 信箱‧ifbook@hmg.com.tw

版權聲明
本著作未經公司同意，不得以任何方式重製、轉載、散佈、變更全部或部份內容。

若書籍外觀有破損、缺頁、裝訂錯誤等不完整現象，想要換書、退書，或您有大量購書的需求服務，都請與客服中心聯繫。

Title: PREPPING 101
Copyright © 2018 by Kathy Harrison
Originally published in the United States by Storey Publishing, LLC.
Arranged Through CA-LINK International LLC

插畫出處 https://www.flaticon.com/

國家圖書館出版品預行編目（CIP）資料

災難超前部署手冊：食物、照明、用水、環境、健康、安全、聯絡、社群，教你任何危難都能迎刃而解的 40 項應急技能！/ 凱西‧海瑞森（Kathy Harrison）-- 初版 .-- 臺北市：創意市集出版：城邦文化發行, 民 109.8
面；　公分

ISBN 978-986-5534-07-3( 平裝 )
1. 求生術 2. 手冊

411.96　　　　　　　　　　　　　　　109010461